传承文化
延续生命

# 器官捐献

## 科普知识

主　编　薛武军

副主编　丁晨光　任　莉

编　审　翟晓梅

编　者　（按姓氏笔画排序）

王　丽　白　玲　任　珺

任冯刚　刘炳圻　花　静

张永鹏　陈国振　胡婷婷

祝锦江　魏　靖

中国出版集团有限公司

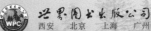
世界图书出版公司

西安　北京　上海　广州

图书在版编目（CIP）数据

器官捐献科普知识 / 薛武军主编 . -- 西安：世界
图书出版西安有限公司 , 2024. 9. -- ISBN 978-7-5232
-1467-1（2024.12 重印）

Ⅰ . R193.3-49

中国国家版本馆 CIP 数据核字第 2024J6322V 号

| 书 名 | **器官捐献科普知识** |
| --- | --- |
| | QIGUAN JUANXIAN KEPU ZHISHI |
| 主 编 | 薛武军 |
| 责任编辑 | 张 丹 岳姝婷 |
| 装帧设计 | 新纪元文化传播 |
| 出版发行 | **世界图书出版西安有限公司** |
| 地 址 | 西安市雁塔区曲江新区汇新路 355 号 |
| 邮 编 | 710061 |
| 电 话 | 029-87214941 029-87233647（市场营销部） |
| | 029-87234767（总编室） |
| 网 址 | http://www.wpcxa.com |
| 邮 箱 | xast@wpcxa.com |
| 经 销 | 新华书店 |
| 印 刷 | 西安雁展印务有限公司 |
| 开 本 | 787mm×1092mm 1/16 |
| 印 张 | 13.5 |
| 字 数 | 180 千字 |
| 版次印次 | 2024 年 9 月第 1 版 2024 年 12 月第 2 次印刷 |
| 国际书号 | ISBN 978-7-5232-1467-1 |
| 定 价 | 58.00 元 |

**医学投稿** xastyx@163.com ‖ 029-87279745 029-87285296
☆如有印装错误，请寄回本公司更换☆

谨以此书
向捐献者及志愿登记者
致敬！

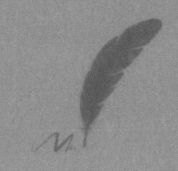

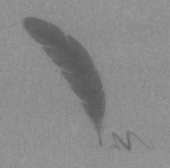

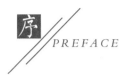

序 PREFACE

　　器官移植被称为 20 世纪"医学之巅"，是医学对人类最大的贡献之一，它给濒临死亡的终末期器官衰竭患者带来了生的希望。我国自 2010 年起开展公民逝世后器官捐献试点，2013 年在全国推广。2015 年以来，公民自愿捐献器官始终是我国器官移植唯一合法的器官来源。中国器官捐献与移植的改革与创新取得了巨大成就，为国际社会所瞩目和广泛认可，被世界卫生组织（WHO）誉为为全球器官移植做出重要贡献的"中国模式"。截至 2023 年底，我国累计完成公民逝世后器官捐献超过 5 万例，捐献大器官 15.3 万个，挽救了一大批器官功能衰竭患者的生命；器官捐献的数量和器官移植的数量仅次于美国，位居全球第 2 位，涌现出一批肾脏、肝脏、心脏、肺脏移植全球大中心，捐献与移植技术处于国际领先水平。

　　我国有上百万终末期器官衰竭的患者在接受透析治疗，据中国人体器官分配与共享计算机系统（COTRS）2023 年最新数据显示，我国登记等待器官移植的人数已超过 16 万，但每年器官移植的数量仅 2 万例左右。国家卫生与健康委员会数据显示，移植数量和移植就医需求差距是 1：6.76，大量患者在苦苦等待移植机会，有的甚至在等待中遗憾离世。器官资源短缺是制约通过器官移植挽救更多器官衰竭患者生命的主要原因，严重影响人民群众的生命健康。

目前，中国人体器官捐献管理中心网站登记的器官捐献志愿者人数已超过 660 万人，但基于全国 14 亿多人口的庞大基数，登记率仅为 0.44%，而英国的总登记率已超过 35%，美国的部分地区甚至达到 60% 以上。2023 年，我国公民逝世后百万人口器官捐献率仅为 4.56，而美国为 44.50，西班牙为 47.02。我国的器官捐献志愿者登记率和捐献率与发达国家相比存在巨大差距，其主要原因是公众对器官捐献的知晓率太低，绝大多数公民不了解器官捐献，对器官捐献的相关知识和信息知之甚少。

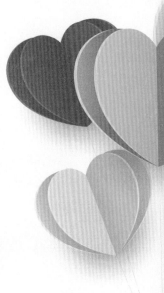

党和政府非常关心、重视和支持器官捐献与移植事业。2013 年 12 月，中共中央办公厅、国务院办公厅印发《关于党员干部带头推动殡葬改革的意见》鼓励党员干部逝世后捐献器官，《中华人民共和国民法典》《中华人民共和国刑法修正案（八）》等法律对器官捐献也有明确条文规定。2023 年 12 月 14 日，国务院颁布修改后的《人体器官捐献和移植条例》，该条例自 2024 年 5 月 1 日起施行。人体器官捐献和移植是人间大爱善行，关系人民群众生命健康，关系生命伦理和社会公平，是国家医学发展和社会文明进步的重要标志。

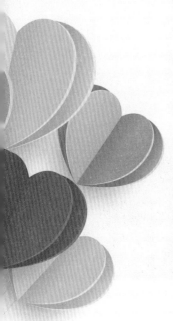

　　器官捐献不是一个简单的医学问题或者管理学问题，而是与社会文化密不可分的综合性问题。器官捐献是医学和社会相结合的产物，需要全社会的广泛关注和参与。要想让大众了解器官捐献，就需要从优秀传统文化中汲取精华，找寻器官捐献的价值引领和情感寄托；需要从国家政策导向与法律法规中，了解个人在面对器官捐献时的权利和义务；需要通过真实故事来共情，从范例榜样的身上获得力量。因此，我们编写了这本器官捐献科普读物，期望读者通过阅读本书，了解器官捐献相关知识和意义，从而达到我们宣传引导大众积极参与器官捐献的目的，使更多人加入这项挽救他人生命、弘扬人间大爱、服务医学发展、彰显社会文明与进步的高尚事业中。

　　本书以器官捐献的文化传统与传承开篇，解读了器官捐献和移植、脑死亡在中国古代的文化根基，深入浅出地介绍了我国器官捐献的发展与改革、法律保障和政策支撑、监管质控与技术标准，使读者了解器官捐献可以依法依规、科学规范地实施。同时，书中还列出了一些器官捐献的代表性范例，以帮助读者从真实故事中认识器官捐献的伟大之处。此外，依据政策法规和标准流程，我们还以问答的形式就器官捐献常见问题、公众关注的问题和疑问进行了细致解答，易于读者理解。以上，对大众全面了解器官捐献具有非常重要的指导价值。

# 《人体器官捐献和移植条例》
# 核心内容

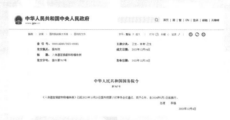
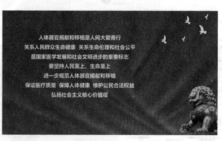

　　《人体器官捐献和移植条例》着力于构建完善、独立、公平的捐献与移植体系，强化各方责任与义务，严格规范医疗行为，加强监管与惩处机制，旨在提升我国器官捐献与移植工作的法治化、规范化水平，切实保障捐受双方权益，推动行业健康发展。

　　一、完善人体器官捐献保障与监管体系。

　　**法律法规保障**：国家鼓励公民逝世后捐献器官，通过宣传教育提升公众认知，弘扬捐献者精神，依据《中华人民共和国民法典》加强对捐献者的权益保护。

　　**监管职责**：县级以上人民政府卫生健康部门负责人体器官捐献和移植的监督管理工作。县级以上人民政府发展改革、公安、民政、财政、市场监督管理、医疗保障等部门在各自职责范围内负责与人体器官捐献和移植有关的工作。

**红十字会职责：**红十字会依法参与、推动人体器官捐献工作，红十字会在器官捐献工作中负责宣传动员、意愿登记、见证、缅怀、关怀等。

二、人体器官捐献应当遵循自愿、无偿的原则。

公民享有捐献或者不捐献其人体器官的权利；任何组织或者个人不得强迫、欺骗或者利诱他人捐献人体器官。

三、具有完全民事行为能力的公民有权依法自主决定捐献其人体器官。公民表示捐献其人体器官的意愿，应当采用书面形式，也可以订立遗嘱。公民对已经表示捐献其人体器官的意愿，有权予以撤销。

公民生前表示不同意捐献其遗体器官的，任何组织或者个人不得捐献、获取该公民的遗体器官；公民生前未表示不同意捐献其遗体器官的，该公民死亡后，其配偶、成年子女、父母可以共同决定捐献，决定捐献应当采用书面形式。

四、任何组织或者个人不得获取未满18周岁公民的活体器官用于移植。

五、活体器官的接受人限于活体器官捐献人的配偶、直系血亲或者三代以内旁系血亲。

六、国家鼓励遗体器官捐献。公民可以通过中国红十字会总会建立的登记服务系统表达捐献其遗体器官的意愿。

七、医疗机构从事遗体器官获取，应当具备相应条件，有专门负责遗体器官获取的部门以及与从事遗体器官获取相适应的管理人员、执业医师和其他医务人员；有满足遗体器官获取所需要的设备、设施和技术能力。

八、获取遗体器官前，负责遗体器官获取的部门应当向其所在医疗

机构的人体器官移植伦理委员会提出获取遗体器官审查申请。人体器官移植伦理委员会对下列事项进行审查:

（1）遗体器官捐献意愿是否真实;

（2）有无买卖或者变相买卖遗体器官的情形。

人体器官移植伦理委员会同意获取的,医疗机构方可获取遗体器官。

九、遗体器官的分配,应当符合医疗需要,遵循公平、公正和公开的原则。患者申请人体器官移植手术,其配偶、直系血亲或者三代以内旁系血亲曾经捐献遗体器官的,在同等条件下优先排序。

十、国务院卫生健康部门应当定期公布遗体器官捐献和分配情况。

十一、国家健全行政执法与刑事司法衔接机制,依法查处人体器官捐献和移植中的违法犯罪行为。

# 目录 / CONTENTS

# 第三章　遗体器官捐献的实施 /115

## 引 言 /116

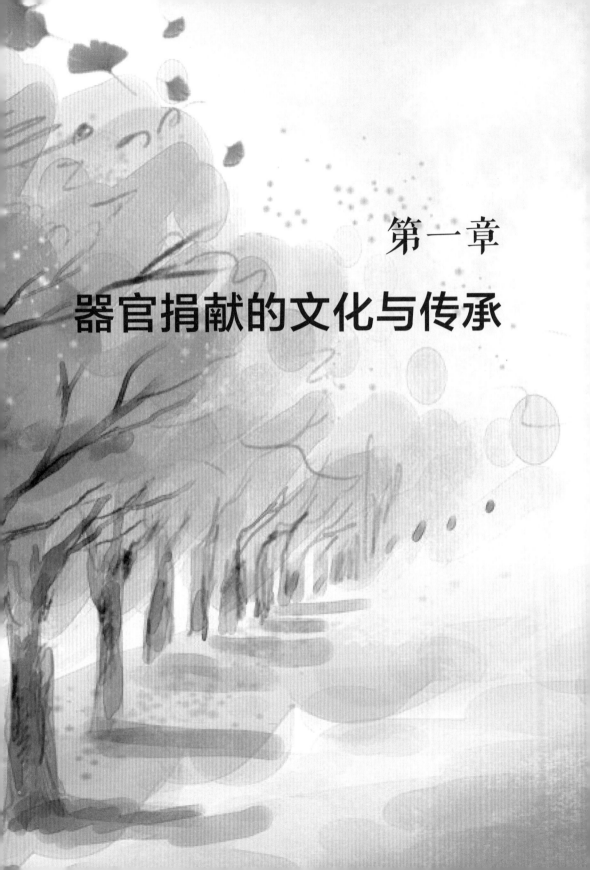

第一章

# 器官捐献的文化与传承

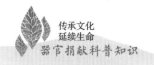
# 引言

　　器官捐献是一个涉及多学科领域的课题，其中哲学和宗教学是两个不可忽视的学科。宗教信仰和文化观念往往被视为影响器官捐献的重要因素。

　　在生死攸关的时刻，人们常常会对生命的精神层面进行深入的思考。对于那些正处于亲人去世的悲痛之中并需要做出是否进行器官捐献决定的人来说，他们所信仰的宗教的立场可能会显得至关重要。

　　在学术界深入研究宗教与器官捐献之前，人们普遍认为宗教或其教义可能是器官捐献的阻碍因素。然而，经过学者的深入研究，发现世界上主要的宗教，包括基督教、伊斯兰教、佛教、印度教和犹太教等，大多数都鼓励器官捐献。虽然有些宗教可能不太支持捐献自己的器官，但普遍都支持其信徒接受他人捐献的器官。

　　针对这一现象，学者提出一个问题：既然宗教并不反对其信徒接受他人的器官捐赠成为器官移植的受益者，那么为什么某些宗教要反对其信徒成为器官捐献者呢？这个问题的答案可能涉及复杂的宗教信仰和文化观念，需要我们深入探讨和研究。总之，宗教与器官捐献的关系是一个复杂而多元的领域，需要从多个角度研究和理解。通过深入探讨宗教信仰和文化观念对器官捐献的影响，我们可以更好地了解这个领域并找到促进器官捐献事业的有效途径。宗教文化是一个多元且具有深度的领域，其内涵丰富，且各不相同。因此，没有任何个人或宗教机构能够完全代表所有宗教团体的观点和看法。在研究各种宗教对器官捐献的态度时，我们需要注意不同宗教间的差异和复杂性。

　　尽管如此，学术界的研究还是揭示了一种普遍趋势。除非某一特定宗教明确禁止器官或组织的捐献和移植，一般情况下，这种行为都是被宗教所允许的。它被视为一种拯救生命或改善生活质量的善举，并受到鼓励。这一结果表明，大多数宗教并不反对器官捐献，而是支持和鼓励信徒参与。然而，需要注意的是，这些观点和态度可能因宗教、文化和个人差异而有所不同。因此，在探讨宗教与器官捐献的关系时，我们需要保持开放和尊重的态度，充分考虑各种因素的复杂性。

　　除了宗教文化的影响，中国传统文化作为中国人价值观念的核心部分，其究竟对器官捐献决策的作出有多大影响呢？传统文化究竟是不是器官捐献的消极影响因素呢？对此虽不能一概而论，但至少跟器官捐献密切相关的"身体观"和"生死观"不应被视为器官捐献的文化困扰。相反，"器官捐献行为"是符合儒家提倡的生命终极意义的追求的，只是我们忽视了这一生命终极意义追求的决定主体应是捐献者个人，而非他人（在器官捐献中主要指捐献者亲朋），即影响捐献者个人捐献决策作出的观念是中国人所追求的道德观念。

　　我们理解持有传统观念的人通常希望离世时仍保有完整之躯，其中蕴含的思想情感我们能够感同身受。捐与不捐是个人意愿，我们始终尊重每个人的想法观念，遵循自愿、无偿的原则开展器官捐献工作。

　　器官捐献的意义是深远的，无私的救助可以让生命得以延续。于接受救助者而言，是濒临死亡前寻得"救命稻草"以重获新生，生命由此迸发出新的光芒；于捐献者而言，他们的器官转而继续维持着他人的生命，又何尝不是自己生命的另一种延续？

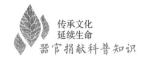
# 一、宗教文化与器官捐献

## （一）基督教文化与器官捐献

基督教是对信奉耶稣基督为救世主的各教派的统称，主要包括天主教、东正教和新教三大教派。在基督教的信仰中，耶稣被认为是救世主。他为了救赎人类的罪恶和苦难，自愿牺牲自己的生命被钉在十字架上，并在死后第三天复活，和门徒们一起生活了 40 天，然后肉身升天。

器官捐献是一种人道主义行为，它可以使器官功能衰竭的人得到救治，从而延长他们的生命。这种行为被视为基督教信仰中的爱和牺牲的体现，因为它认为捐献者在逝世后捐献自己的器官，既是牺牲，也是体现爱的行为，能够帮助其他人。器官捐献更被视为耶稣爱的一种体现，因为它代表了人与人之间的互助和关爱。

教皇方济各 2019 年 4 月 13 日在宗座大楼克莱门特厅接见意大利器官捐赠者协会（AIDO）的 400 多名志愿者时表明，对信徒而言，器官捐

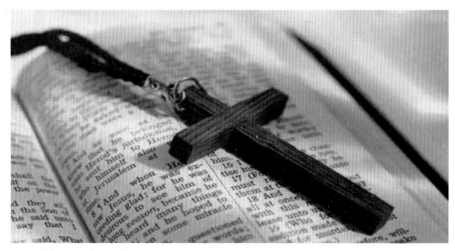

圣经（来源：腾讯网）

赠"是送给受苦的上主的一份礼物",是一个充满爱的慷慨举动,"移植医学的发展使得死后捐赠成为可能,在某些情况下甚至可以进行活体捐赠,例如肾移植,能拯救其他人的生命"。然而,捐赠之举不能仅仅被视为"有用",它更是"充满人性、爱与利他主义的深刻经验"。

教皇说:"捐赠意味着超越自我,超越个人所需,以慷慨的态度向更广泛的益处开放。从这个角度来看,器官捐赠不仅仅是一种社会责任行为,而是将所有人联系在一起的普世友爱的表达。"教皇继续说:"信徒蒙召把器官捐赠当作对上主的奉献,也就是将之献给他所临在的那些因疾病、事故或工伤而受苦的人。对耶稣的门徒来说,在法律和道德允许的条件下奉献自己的器官是非常美好的,因为这是献给受苦的上主的礼物。"

《天主教要理》指出,"死后器官捐献是一种崇高而有价值的行为,应该加以鼓励,是慷慨友爱的表现"。教皇解释说,人活着离不开人际关系,

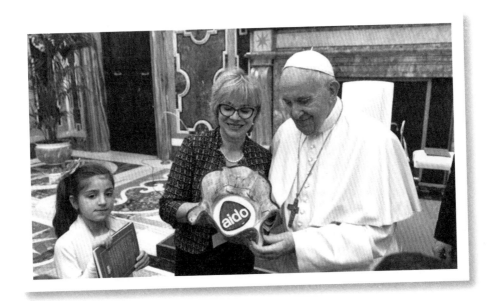

教皇方济各和 AIDO 志愿者 (来源:梵蒂冈新闻网)

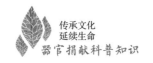

因此，"我们每个人也通过参与实现他人的福祉，而实现了自我"。

约翰·保罗二世的"《生命的福音》通谕"（Evangelium vitae:86）也指出，在有助于培养真正的生命文化的举动中，"以合乎伦理的方式捐赠器官尤其值得赞扬，这种行为使已无生存希望的病人有获得健康，甚至有重获生命的机会"。

教皇方济各进一步解释说："重要的是要确保器官捐献是无偿和自由的行为。事实上，买卖身体或部分身体的一切形式，都与人的尊严相悖。在捐献血液或身体器官时，必须尊重伦理和宗教观。"

教皇勉励说，我们要"促进捐赠文化，通过宣传、唤醒意识和持续努力，在不给捐赠者带来风险或不成比例后果的前提下，推动部分身体的活体捐赠，以及死后所有器官的捐赠"。

教皇最后鼓励意大利器官捐赠者协会（AIDO）的志愿者继续努力，"通过器官捐赠的非凡途径，捍卫和促进生命"。

> 耶稣曾说："你们要给人，就必有给你们的。并且用十足的升斗，连摇带按，上尖下流的，倒在你们怀里。因为你们用什么量器量给人，也必用什么量器量给你们。"（《路加福音》6:38）

## （二）伊斯兰教文化与器官捐献

和其他宗教一样，伊斯兰教现有教义中并没有对器官捐献和移植的直接描述，但从宗教学者对教义的解释和体会中，也可窥见伊斯兰教对器官捐献的支持。

自从人体器官移植手术获得成功并逐渐普及以来，穆斯林学者根据《古兰经》断定，捐献器官是善功，穆斯林应积极为抢救他人生命做出贡献。他们认为，"赛德盖"（施舍）是每个有施舍能力的穆斯林的重要功课。

广州市伊斯兰教协会也在其官网上以奉至仁至慈的真主之名，发表题为"穆斯林可以捐赠人体器官吗？"的文章，向其信众解释教义对器官捐献和移植的相关看法：穆斯林可以献血或输血，以及捐献或移植器官。

> "凡枉杀一人的，如杀众人；凡救活一人的，如救活众人。"（《古兰经》5:32）

伊斯兰没有将施舍仅仅局限于钱，所有普事皆施舍。身体远远优越于金钱，毫无疑问为了他人的安危而捐献自己的血液或器官是最高贵、最优越的施舍。因此，穆斯林可以献血或输血和捐献或移植器官，无论对方是穆斯林、非穆斯林。教法方面一个权威的基本原则是：要尽可能地消除伤害，不允许穆斯林对个人或集体能解决的伤害视而不见，不积极地去消除这些伤害。因此教法规定要救人于患难、治疗伤员、给饥渴者饮食、释放奴隶、医治病人……

在器官捐献领域，"宗教文化与器官捐献"一直是被广泛探讨的学术问题。我国学者对器官捐献的人类学也有深入的研究。中山大学社会学与人类学学院院长余成普教授曾发表了题为"器官捐赠的文化敏感性与中国实践"的文章，基于田野调查进行过深入研究，反思和关注器官

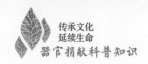
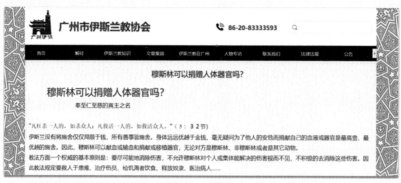

广州市伊斯兰教协会官网文章页面

捐赠体系背后的文化理念，将有助于审慎开展器官捐赠工作，避免"拿来主义"，建构符合中国文化情境的器官捐献体系。

暂不论宗教和文化是否对器官捐献造成阻碍，以伊朗这个宗教文化氛围浓郁、虔诚信奉伊斯兰教的国家为典型例子，通过伊朗器官捐献工作者及相关协会的共同努力，让器官捐献得到了当地伊斯兰教领袖的公开支持，

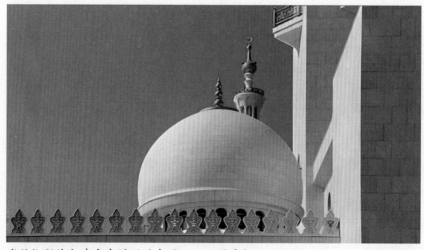

谢赫扎耶德大清真寺塔顶（来源：veer 图库）

并配合长期对器官捐献协调员和 ICU（重症医学科）医务人员进行系统性及专业性的家属沟通培训，最终在 2017 年时，伊朗家属捐献同意率已达 70%。

## （三）佛教文化与器官捐献

中国佛教界杰出领袖、中国佛教协会前会长赵朴初为我国佛教事业的发展做出了巨大贡献，在佛教信众中享有极高声誉。赵老在生前曾两次立下遗嘱，表明逝世后捐献器官救助他人的愿望："遗体除眼球献给同仁医院眼库外，其他部分凡可以移作救治伤病者，请医师尽量取用。用后，以旧床单包好火化。不留骨灰……"

佛教对器官移植持何种态度？这个问题似乎不难回答，因为大家耳熟能详的佛言禅语——慈悲为怀、普度众生、救人一命胜造七级浮屠……与我们宣传器官捐献时所讲的话如出一辙。

其实，佛经经典因为成文古早，并没有明确指出支持或反对器官捐献行为。佛教认为，人去世后，神识（意识）需要 8 小时左右才能离开身体。在此期间，如果碰触亡人，神识会感到非常痛苦，产生嗔恨之心，而嗔心一起，亡魂必堕恶道。佛家注重"众生主义精神"，不能为救一个生命，而伤害另一个生命。而器官捐献需要在人死亡之后很短的时间内获取器官，从这个角度看，好像佛教对器官捐献是持保留态度的。但正确释义应该是：按照这一理念，自愿捐献的意愿及"慈悲为怀、普度众生、救人一命胜造七级浮屠"的禅念应在神识没离开身体前实现，否则逝者灵魂不安。

更多佛教信徒则认为，缓解众生痛苦是佛教的核心教义，器官捐献是人生最后一次布施，有利而无害。因为是自愿捐献器官，"虽然神识有痛觉，亦犹如未痛也，亦痛得心甘情愿"。"如果佛教徒执着色身、

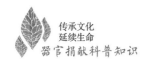

悭贪吝啬至此，那还是在追随佛陀的慈悲本怀吗？"他们认为，捐献器官能"种好因"，器官不过是色身（佛教术语，即人的身体），当神识离开的一刹那，色身已然无用，无须贪恋。如若对其他众生有用，作为佛家弟子，理应慈悲为怀，积极救助。

第十四届全国人大代表、中国佛教协会副会长、湖南省佛教协会会长、第六届省红十字会副会长圣辉法师，就佛教的教义对器官捐献的看法进行了深度解析。

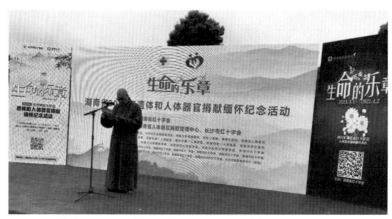

圣辉法师在清明缅怀器官捐献者活动上讲话（来源：湖南佛教网）

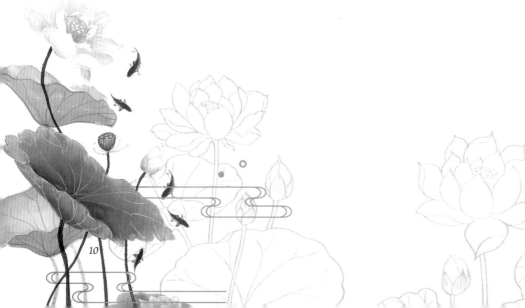

# 在清明缅怀器官捐献者活动上的讲话

圣 辉

2021 年 4 月 2 日

**各位领导和来宾：**

再过两天的清明节，是我们中华民族最隆重盛大的一个文化传统节日。清明节习俗甚多，全国各地因地域文化不同而又存在着习俗内容上或细节上的差异，各地习俗虽不尽相同，但扫墓祭祖、踏青是共同基本礼俗主题。所以清明节既是一个扫墓祭祖的肃穆日子，也是人们亲近自然、游玩、享受春天乐趣的欢乐节日。因此，今天省红十字会在明阳山举行清明缅怀器官捐献者的活动，实在意义非同一般。

生命是什么？佛教阐释为"色心不二"。色（物质）心（精神）二者不可分割，二者是作为统一体而存在的。"色心不二"既是佛教的生命观，也是佛教的存在论，认为不仅人类如此，地球上一切生命都是宇宙中的一部分。作为生命整体中的一部分，彼此相关相连，相互影响。所以，人、（其他）生物、环境三者是不可分割的一个整体，佛教叫"依正不二"。依，是依报，为大地、环境、整个宇宙。正，是正报，即生命主体。生命主体与生存环境是两者，但作为彼此的存在，相互依存、相互影响、共生共长，故是一体，所以称为"色心不二""依正不二"。

佛教讲"众生平等"，讲同体大悲。什么叫"众生平等"？例如众生中人为万物之灵，而作为人类的每个生命，都是由地、水、火、风四大和合组合成的，谁也不能例外。四大因缘合则生命形成，四大因缘散则生命消失，所以四大对于每个众生都是平等不二的。什么叫"同体大悲"？正

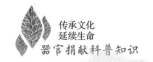
因为他人的身体就同我的身体一样，都是地、水、火、风四大所组合成的，所以一体无二。他人身体就是我的身体，他人的苦难就是我的苦难，他受苦就等于我受苦，他快乐等于我快乐，而布施自己的一切来帮助别人解决困难，就成了自己的本分，这就叫"同体大悲"。

尽管我是出家的僧人，但曾有幸被推选为第六届省红十字会副会长，是红十字会的老会员，能和大家一起参加今天举办的清明缅怀器官捐献者活动，心中无比地感动，深深认为器官捐赠与《佛本生经》讲述的佛陀在因地累世修行时割肉喂鹰、舍身饲虎的典故都体现了大慈大悲的精神。这种精神包含的是一种舍己为人、助人为乐的慈善和积德，是对生命的尊重、爱护与敬畏，也是对自然的尊重、爱护与敬畏。这种对生命的尊重与爱护、也是对人的尊重与爱护，既是非常理性的，更是非常道德的。我作为佛教徒，由于修行不够，而不能达到佛陀在生前舍我救他的崇高境界，但以前也义务献过血，今后我会更精进向慈悲的佛菩萨学习，加入器官捐赠者的队伍中，世缘尽了，即发心将自己的遗体布施出来，供养需要器官的众生。

器官捐献，在佛教来说是一种身体的布施。俗世的传统思想认为"身体发肤，受之父母，不可毁损"，还有人认为"身体完整性被破坏就无法投胎转世"，这种想法荒诞不经，更不符合我们佛教教义"恶有恶报、善有善报、自作自受"的因果律。由此，现实中作为人类的我们，布施钱财容易，认为钱财只是"我"身体外的东西，属于外施；但要布施身体中的器官却很难，是因为身体和器官与生命往往被看作是"我"的全部所有，属于内施。因此，能发心捐献器官，不但体现了一个人的高尚情怀，更是我们佛教徒修行要效法的菩萨奉献精神。所以自愿发心捐献遗体器官来延续别人生命的人，不但是一个有道德的人，也是我们佛教徒心目中慈悲利他的菩萨。

而佛菩萨的精神，也就是无我利他、慈悲奉献的精神，这与红十字会"人道、奉献、博爱"的精神是相通的。红十字会的献血、献造血干细胞、

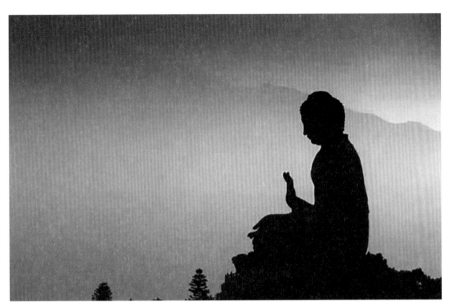

坐佛（来源：腾讯新闻）

献器官和遗体的"三献"工作，就是身体的布施。我们的身体既是由地、水、火、风四种元素和合而成，它由因缘而生，也随因缘而灭，回归到它本来缘起性空的状态。所以身体和器官的作用不过是我们精神的载体。当人死后，身体和器官已经无法继续工作，它会逐渐腐坏或直接火化成骨灰，直至融入大地。如果在死者器官还未腐坏时将其捐献出来，移植到急需要它们的患者的身体中，它们可以继续发挥作用，这是多么大的功德！而且器官捐献者的生命之火熄灭的那一刻，当下他们大爱的精神即被传递和延续，这是多么有意义的善举！如果参与器官捐献的人越来越多，我们的社会就会越来越祥和，因为世界充满了和平和大爱！

　　燧火开新焰，桐花发故枝。只要还没跳出三界，业力形成的生命之流就会循环不死，它就会以各种不同的形态出此入彼轮回着。

　　救人一命，胜造七级浮屠。愿逝者安息，活者坚强。

　　阿弥陀佛！

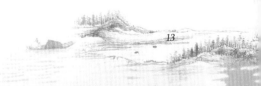

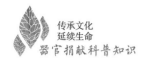

# 二、中国传统文化与器官捐献

## （一）传统文化中的"捐献与移植思想"

器官捐献和移植的思想在我国古代医学和神话传说中早已有之。如战国时期《列子·汤问》，曾记述了神医扁鹊为鲁国的公扈和赵国的齐婴两人互换心脏的故事（《扁鹊换心》）。"扁鹊饮二人毒酒，迷死三日，剖胸探心，易而置之，投以神药，即悟，如初，二人辞归。"《聊斋志异·陆判》中也有妙手神医陆判给书生朱尔旦换心的故事。以上这些都说明，为了救治自我和他人，古人认为身体是可以"毁伤"的，并且器官是允许移植的。

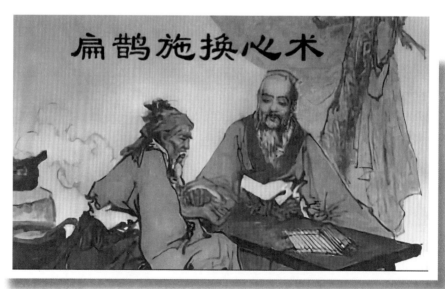

扁鹊施换心术（来源：百度图片）

## （二）儒家文化与器官捐献

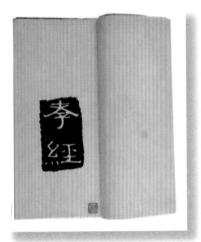

《孝经》（来源：汪帆）

在文化视域中，器官捐献最大的障碍来自对身体完整性的破坏，破坏身体会被视为"不孝"，这给捐献者造成巨大的道德冲击和心理压力。《孝经》中的"身体发肤，受之父母，不敢毁伤，孝之始也"，成为传统社会中奉行孝道的圭臬。这句话从字面意思看，行孝的起点是保护好父母给予的躯体，这是行孝的前提。其实不然，人逝后有用的器官没有捐献被用于救治他人，被弃去，是毁伤，实为不孝。

而且，在中国传统文化中，为救治他人和自我，身体是可被损伤的。如《庄子·盗跖篇》记有"介之推至忠也，自割其股以食文公"。传统二十四孝中也有"卧冰求鲤""恣蚊饱血""扼虎救父"等为了尽孝而毁伤自己躯体的行为。《三国志·蜀志·关羽传》记述了关羽刮骨疗毒之事。

从传统社会的宗法制度来看，维护身体的完整性被上升至与尊严密切相关，所以古

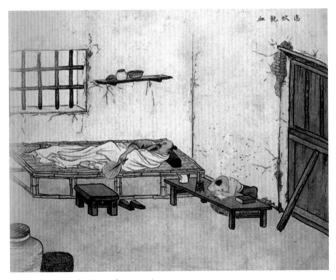

恣蚊饱血（来源：我图网）

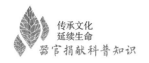

人将对身体的破坏作为对犯罪者的惩戒列入刑罚之中。《古文孝经孔氏传》有云："盖三代之刑有劓（割掉鼻子）、刵（割去耳朵）及宫（破坏生殖器官），非伤身乎？剕（把脚砍掉）非伤体乎？髡（剃去头发）非伤发乎？墨（在额头上刻字涂墨）非伤肤乎？"曹操"割发代首"的故事也印证了毁伤身体发肤在当时对个人的惩戒意义。因此，"不敢毁伤"是用于提醒人们行孝的核心应该是遵守社会法纪，不要因违法而受到毁伤身体发肤的刑罚。

另外，根据《孝经》所讲述的，"孝之始也"之后阐述了与之相对应的"立身行道，扬名于后世，以显父母，孝之终也"。即爱惜身体，侍奉亲人是孝

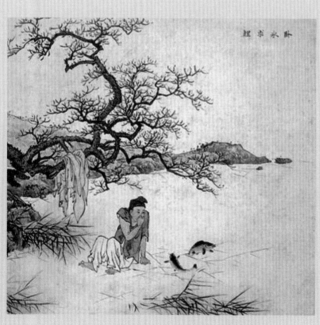

卧冰求鲤（来源：我图网）

的开始，是小孝；而立身行道，有所建树，使父母显赫荣耀，是孝的归宿，是大孝。从这个意义上看，逝后器官捐献无疑是"立身行道"的表现，是"大孝"之举。

传统儒家的仁爱思想为器官捐献提供了相应的伦理支撑。《礼记·礼运》记载孔子曾说："故人不独亲其亲，不独子其子；使老有所终，壮有所用，幼有所长，矜寡孤独废疾者皆有所养。"《孟子·梁惠王上》中孟子也说："老吾老以及人之老，幼吾幼以及人之幼。"儒家思想虽然以爱亲人为逻辑起点，但是却积极倡导推及他人的仁爱思想。这一思想奠定了中国人向他人捐献器官的思想基础。而在器官的分配与使用上，也应呼应儒家"不患寡

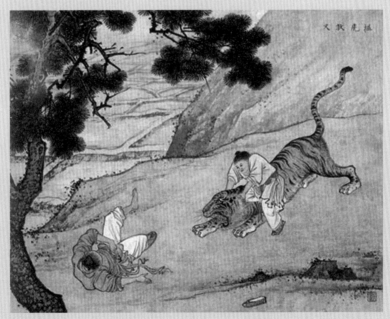

扼虎救父（来源：我图网）

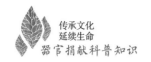

而患不均，不患贫而患不安""正其谊不谋其利，明其道不计其功"的思想，积极构建公平合理的器官分配与使用系统，倡导器官捐献的仁爱之举。目前我国捐献器官的分配与使用是通过国家统一的"中国人体器官分配与共享计算机系统"（COTRS），该系统就是遵循这一原则。

## （三）道家文化与器官捐献

《庄子·外篇·至乐》中写道："察其始而本无生；非徒无生也而本无形，非徒无形也而本无气。杂乎芒芴之间，变而有气，气变而有形，形变而有生。今又变而之死。是相与为春秋冬夏四时行也。"

在庄子心中，一开始世间并没有生命和死亡的概念，只是后来，天地间产生了气，气又演变成了形骸、生命和死亡。这种生命的演变关系，就如同春秋冬夏四时的运行规律一样，是由一种生命形态到另一种生命形态的转换关系。所以，庄子的生死观中，死亡不是生命的结束，而是生命新的开始。

道教强调"救人之难，济人之急"，若能拯救生灵，扶危救急，必能"上格苍穹"，冥合天心，福报无尽。《抱朴子·对俗》云："救人危难使免祸，护人疾病，令不枉死，为上功也。"如果寿终时捐赠器官去挽救垂危患者，此乃无量功德，会为生命的终结赋予重大意义。

或许有人会误解，以为道教重视"贵身"，劝人死后保存尸身。其实，"贵身"是指重视世人身心的养护，肯定现世生命的意义，并非坚持死后躯体必须保持完整。古时中国人相信

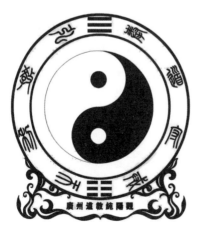

广州道教纯阳观（来源：百度图片）

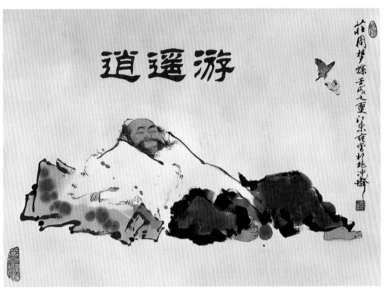

逍遥游（来源：百度图片）

肉身可以不死，非常在意尸身是否完整，但所谓肉身不死是不容易做到的，而且也不是终极的解脱之道。对于解脱，道教主张"真性"的超升。王重阳祖师说过："唯一灵是真，肉身四大是假。"所谓"真"是指我们的真性，只有真性才能永存不灭，故云："屏去妄幻，独全其真者，神仙也。"是以神仙并非肉身，而是真性的长存，修行者并不会执着于死后身躯如何处置。庄子快要离世前，便曾豁达地向弟子说："在上为乌鸢食，在下为蝼蚁食。"无论葬于地上或地下，肉身都会遭到虫蚁蛀蚀和自然腐化，所以我们不必坚持保留完整躯壳。

所谓"一旦无常万事休"，人死后什么也带不走，何不放下万缘，舍身利人，为自己及亲人留下一点福报？也可为后世上一堂生死教育之课，培养助人的大无畏精神。

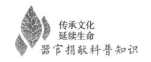

## （四）传统文化中的脑死亡

脑死亡是包括大脑、小脑、脑干在内的全脑功能不可逆的丧失。自20 世纪 80 年代起，国际医学就把脑死亡和呼吸及心跳完全停止一起作为死亡判断的准则。

其实脑死亡在我国传统文化的历史长河中同移植和捐献思想的传统文化基础一样，有着丰富的文化根基。《黄帝内经》中提道："失神者死，得神者生。"这里讲的"神"是什么，而"神"又在何处？张仲景在《金匮玉函经·证治总例》中对此进行了解答："头者，身之元首，人神之所注"，即神在人的头脑中，当神消失时人即死亡。《庄子·知北游》提出："人之生，气之聚也；聚则为生，散则为死。"那么何为"气"？"气"又对人体有何作用？王清任在《医林改错》中写道："脑髓中一时无气，不但无灵机，必死一时；一刻无气，必死一刻。"我们可以明确地看到古人已经深刻认识到了脑与死亡的关联。从这些传统文化中的观点来看，"脑死亡"在我国传统文化中的丰富内涵和传承，正是我国确立和推广脑死亡标准的文化理论支撑。

在全球范围内，脑死亡器官捐献一直是器官移植的主要来源，已被公认为能确保器官移植安全、有效并符合伦理要求的常规临床实践。因此，推进器官捐献工作时，还应从传统文化考虑认同脑死亡，实现由心死亡向脑死亡的思想转变。

# 三、器官捐献：从医学到社会

我国在国家层面高度重视器官捐献与移植事业，在器官捐献的人员普及、权利保障等方面出台发布了多项法规和相关文件。《中华人民共和国民法典》明确提出，"完全民事行为能力人有权依法自主决定无偿捐献其人体细胞、人体组织、人体器官、遗体。任何组织或者个人不得强迫、欺骗、利诱其捐献"，保障了我国公民具有自主选择捐献器官的权利。《中华人民共和国刑法修正案（八）》中强调"未经本人同意摘取其器官，或者摘取不满十八周岁的人的器官，或者强迫、欺骗他人捐献器官的，依照本法第二百三十四条、第二百三十二条的规定定罪处罚"，严厉打击器官获取与捐献相关的违法犯罪行为。国务院在《国务院关于促进红十字事业发展的意见》中明确各级卫生健康委员会和红十字会应在器官捐献宣传动员工作中承担的重要作用；在《关于党员干部带头推动殡葬改革的意见》中明确鼓励干部、党员等在逝世后主动捐献器官或遗体。创建全国文明城市评选的要求中，也提出应鼓励社会公众加入器官捐献行列，要求市民对捐献骨髓、器官等行为的认同率超过 50%。

此外，自 2010 年启动器官捐献试点工作以来，国家层面出台了一系列政策坚持保障器官捐献工作的开展，并依托红十字会构建人体器官捐献工作体系和工作流程。中国国家卫生健康委员会、红十字总会《关于进一步推进人体器官捐献工作的意见》《人体捐献器官获取与分配管理规定》《人体器官获取组织基本要求和质量控制指标》等多项器官捐献相关职业规范的指导性文件的出台，不仅促进了器官捐献相关流程合法合规，同时大大提高了器官捐献的公民接受度，加快了推动器官捐献工作发展的步伐。

我国的器官捐献工作拥有几十个配套政策支持文件和规定，开发了中国人体器官分配与共享计算机系统，成立了中国人体器官捐献与移植委员会，设立了"中国人体器官捐献管理中心"，完善了人体器官获取组织建设。在法律法规、政策导向及器官捐献相关职业规范层面，以及器官捐献的相关内容都作了明确规定。以上这些表明我国是积极支持器

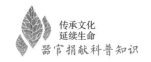

官捐献工作的，这些也是器官捐献"中国模式"的核心保障，是器官捐献工作走上国际舞台的强大竞争力。所有参与器官捐献的相关人员应该做好落实和发展工作，凝聚公民器官捐献意愿，规范器官捐献流程，合法合规地大力推动器官捐献事业发展。

　　2016 年 10 月 17 日，中国－国际器官捐献大会在人民大会堂金色大厅召开，世界卫生组织（WHO）总干事陈冯富珍发表视频讲话表示，中国初步探索建立的既遵循国际原则，又符合中国国情和文化的人体器官捐献中国模式是积极有效的，得到了国际社会的赞赏。

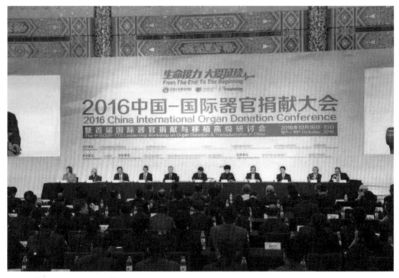

首届中国－国际器官捐献大会

如今人体器官捐献被社会广泛认可和接受，已有 660 多万人完成志愿登记。仅 2020 年一年的志愿登记人数就达到了 100 万人，2021 年更是突破了 150 万人，近两年的志愿登记人数已经超过了前 10 年登记人数之和。

我国人口基数较大，目前有上百万终末期器官衰竭的患者在接受透析治疗。据中国人体器官分配与共享计算机系统（COTRS）2023 年最新数据显示，我国已登记等待器官移植的人数超过 16 万人，但每年器官移植的数量仅为 2 万例左右。国家卫生健康委会的数据显示，移植数量和移植就医需求比例是 1∶6.76。大量患者在苦苦等待移植，有的人甚至在等待中抱憾去世。器官短缺是制约器官移植挽救更多器官衰竭患者生命的主要原因，严重影响人民群众的生命健康。

目前，中国人体器官捐献管理中心网站有效的志愿登记人数为 660 多万人，登记率仅为 0.44% 左右；而英国总登记率已超过 35%，在美国的部分地区甚至达到 60% 以上。除了器官捐献登记率，2023 年我国百万人口捐献率为 4.56，美国为 41.88，西班牙为 40.2。因此，我们必须清醒地认识到，我国器官捐献率相较国际水平还存在巨大差距，器官捐献与移植事业发展不平衡、不充分与人民群众对移植服务的需求间的矛盾仍然突出存在。

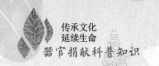

传承文化
延续生命
器官捐献科普知识

# 一个个感人肺腑的故事不断上演

1999 年，年仅 29 岁的深圳大学教师向春梅不幸罹患直肠癌。面对突如其来的病痛，她毅然做出了捐献器官的决定。她在"器官无偿捐赠申请书"上写下："我愿意在死后献出我的一切有用器官。我相信我的两个眼角膜是完好无损的，也许能给需要它的人带来一线光明。"向春梅去世后，她的眼角膜成功帮助两名患者重见光明。作为广东省深圳市无偿捐献眼角膜的第一人，她也为推动我国器官捐献事业做出了贡献。

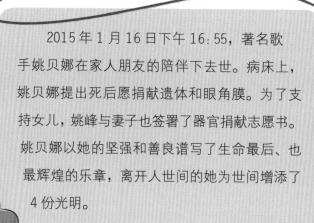

2015 年 1 月 16 日下午 16：55，著名歌手姚贝娜在家人朋友的陪伴下去世。病床上，姚贝娜提出死后愿捐献遗体和眼角膜。为了支持女儿，姚峰与妻子也签署了器官捐献志愿书。姚贝娜以她的坚强和善良谱写了生命最后、也最辉煌的乐章，离开人世间的她为世间增添了 4 份光明。

　　2017 年 4 月 27 日，热爱篮球的少年叶沙因突发脑出血抢救无效离世，生命永远定格在了 16 岁。突如其来的噩耗令其父母悲痛欲绝。

　　在儿子生命的最后一刻，他们决定捐献儿子的器官，叶沙的心脏、肺脏、肝脏、两个肾脏和一对眼角膜，捐献给了 7 名急需器官移植的患者，让他们重获新生。2018 年 6 月，中国人体器官捐献管理中心通过湖南省人体器官捐献管理中心联系到 5 名移植受者，得到积极回应。为了延续叶沙的篮球梦，这 5 名受者决定让叶沙以另一种方式"留在"这个世间。于是，他们组成了一支篮球队，并取名为"叶沙"。2018 年底，"一个人的球队"得到了中国女篮的响应，在呼和浩特举办的女篮全明星赛上与女篮队员打了一场友谊赛，为叶沙圆了篮球梦，央视《暖春行动》节目也对此进行了特别报道。2019 年 8 月 30 日，"一个人的球队"登上"篮球世界杯"开幕式的舞台。著名演员成龙讲述了"一个人的球队"的感人故事，并与队员深情演唱《壮志在我胸》，让全世界都知道了发生在中国的器官捐献感人故事。

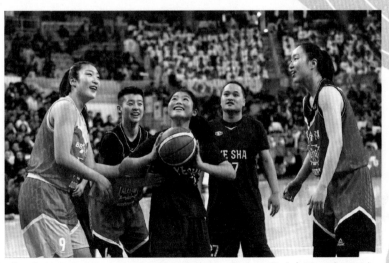

"一个人的球队"与中国女篮队员进行一场友谊赛（来源：腾讯网）

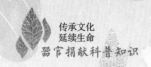
2018 年 5 月 10 日，年仅 31 岁的退役军人胡晨去世，捐献 1 个肝脏、1 对肾脏和 1 对眼角膜，5 名患者因此重获新生。胡晨是安徽省首例退役军人捐献器官者。

在广东，17 岁的实习护士吴华静因车祸导致脑死亡，家属同意将其器官进行捐献。原卫生部副部长、中国人体器官捐献与移植委员会主任委员黄洁夫教授得知后连夜从北京赶往原广州军区广州总医院，亲自主刀将其肝脏、肾脏和眼角膜移植到受体体内，挽救了两个人的生命，让他们重见光明。

在浙江，法国留学生小奥在旅游时发生意外，留下了捐献器官的遗愿。他捐赠的肝脏、肺等器官最终拯救了国内 4 名患者的生命。

在重庆西南医院任教的澳大利亚籍老师菲利普去世后捐献器官。在红十字会人体器官捐献协调员的见证下，家属签署了《人体器官捐献亲属确认登记表》，捐献了 1 个肝脏、2 个肾脏和 1 对眼角膜，拯救了 3 个人的生命，让 2 人重见光明。菲利普的 5 名受益人组成了一个乐队，向公众讲述了菲利普的故事。

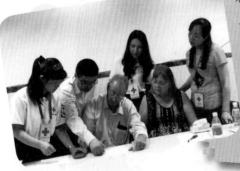

菲利普家属签署《人体器官捐献亲属确认登记表》

在昆明，10 岁女童小继琴放学途中被重物击中头部而陷入昏迷，最终遗憾离世。家属捐献其 1 个肝脏、2 个肾脏、1 对眼角膜，使 5 人受益，让自己的孩子"换一种方式存在"。

在青岛，4 岁女童小九月因病去世，家属忍痛作出决定，无偿捐献了她的双肾、肝脏和眼角膜，给 5 人送去了重生和重见光明的希望……

生命之火在即将熄灭之时，用余晖照亮了更多在绝望中等待的人们，"从此天各一方血脉相连，让生命突破了生与死的藩篱"。随着器官捐献的宣传，人们开始重新审视生命，逐渐摒弃一些错误的传统观念，逐步增强器官捐赠意识，不少人在生命结束之际选择了捐献器官。人体器官捐献是挽救他人生命、弘扬人间大爱、服务医学发展、彰显社会文明的高尚事业，是一项复杂的社会系统性工程，需要全社会的广泛参与和支持！

《七绝：写给捐献器官的人》
——中华新韵

舍命得生真爱咏，器官捐献续春天。
本来就是一泥土，茂盛绿茵本色添。

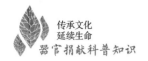
## 推荐阅读

[1] 中国人体器官捐献管理中心（http://www.codac.org.cn）.

[2] Sallis A, Harper H, Sanders M. Effect of persuasive messages on National Health Service Organ Donor Registrations; A pragmatic quasi-randomised controlled trial with one million UK road taxpayers [J]. Trails, 2018（19）:513-522.

[3] Shachan E, Loux T, Barnidge EK, et al. Determinants of organ donation registration [J]. Am J Transplant, 2018, 18（11）:2798-2803.

[4] 杜萍 . 传统文化影响下的新时代器官捐献 [J]. 中国医学伦理学, 2022, 35（1）:59-61,70.

[5] Oliver M, Ahmed A, Woywodt A. Donating in good faith or getting into trouble religion and organ donation revisited [J]. World J Transplant, 2012, 2（5）: 69-73.

[6] 余成普 . 器官捐赠的文化敏感性与中国实践 [J]. 中山大学学报 : 社会科学版, 2014, 12014（54）:136-149.

[7] 澎湃新闻：《人体器官捐献十年：已挽救十多万人生命》.

[8] 中华人民共和国民法典 [J]. 中华人民共和国全国人民代表大会常务委员会公报, 2020:1-177.

第二章

# 器官捐献的发展与改革

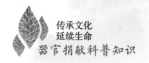

# 引言

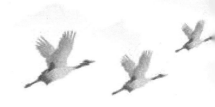

著名诗人席慕蓉写道：

生命，其实也可以是一首诗；生命，其实到最后总能成诗。

唯有满怀对生命的爱，才能让生命如诗般浪漫。

臧克家在纪念鲁迅先生的诗中写道：

有的人活着，他已经死了；有的人死了，他还活着。

司马迁曾经说过：

人固有一死，或重于泰山，或轻于鸿毛。

是选择活着如死了，还是死了如活着；是选择重于泰山，还是轻于鸿毛……这都是对生命价值的灵魂拷问。

如果死亡无法幸免，你该如何长久地"活"在这个世界？

有这样一群人，在他们生命的最后，选择献出珍贵的器官，用自己生命的余光点亮他人的生命，让挣扎在生死边缘的人看到新生的希望。

他们的生命虽已逝去，却以另一种方式永存，活在我们中间，因爱的接力而延续，并再次绽放绚烂的生命之花。

# 你了解器官捐献吗？

如果你的家人正在等待器官移植，你希望接受他人捐献的器官吗？

当你的生命即将逝去，你愿意捐献自己的器官挽救他人的生命吗？

器官捐献，生命延续。

这就是生命到最后成了诗，

有些人虽然死了，但他还活着！

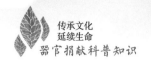
# 一、器官捐献与移植的意义

　　器官捐献与移植关系人民群众生命健康，关系生命与伦理，关乎社会公平与正义，是国家医学发展和社会文明进步的重要标志，是健康中国战略的重要组成部分。党中央、国务院高度重视，大力支持器官捐献与移植事业。2005 年，在时任中共中央总书记、国家主席胡锦涛的支持下，我国启动了器官移植改革试点。2007 年，出台了我国首部器官移植法规——《人体器官移植条例》，为器官捐献与移植法制化建设与器官移植的改革奠定了基础。党的十八大以来，我国全面启动器官移植改革。2012—2013 年，在全国范围内全面推行公民逝世后器官捐献，并出台一系列制度规范器官捐献、分配与获取，建立全国统一的器官分配与共享平台及器官捐献志愿登记平台。2015 年 1 月 1 日起，公民自愿捐献成为我国移植器官唯一合法来源，标志着我国器官移植改革已初见成效。2015 年，国家卫生健康委员会委托全国器官捐献与移植专家联合发表《法制监管下中国器官移植取得进步》一文，以回应国际上 7 位器官移植知名专家对中国器官移植改革建议的公开信：中国在器官移植中的改革与反腐斗争，强调中国器官移植法制化建

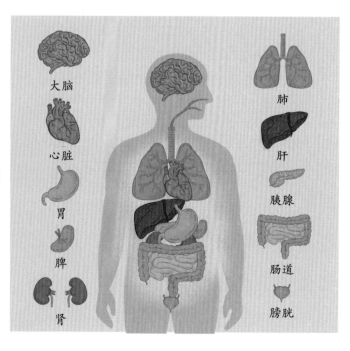

大脑
心脏
胃
脾
肾
肺
肝
胰腺
肠道
膀胱

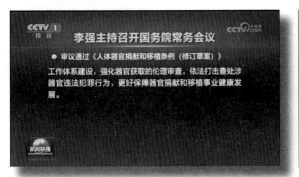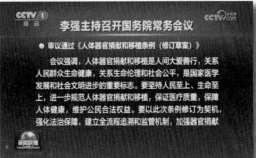

国务院常务会议审议通过《人体器官捐献和移植条例（修订草案）》

设的决心与成绩。2023 年 10 月 20 日，国务院常务会议审议通过《人体器官捐献和移植条例（修订草案）》。会议强调：人体器官捐献和移植是人间大爱善行，关系人民群众生命健康，关系生命伦理和社会公平，是国家医学发展和社会文明进步的重要标志。2023 年 12 月 14 日，《人体器官捐献和移植条例》正式颁布。我国器官捐献与移植事业步入新的历史时期。

器官捐献对于个人、社会乃至国家都具有重要的意义。从个人层面来说，器官捐献能够让生命得以延续，为家人留下念想。同时，通过器官捐献宣传教育和死亡观教育来引导公众树立正确的生命价值观，认识生命的意义，进一步促进公众珍惜和热爱生命，在有限的生命里实现无限价值。从医学层面来说，器官捐献能够挽救他人的生命，点亮他人重生的希望，推动医学发展；捐献的器官能够救治终末期器官衰竭患者的生命，让他们的生命得以延续，捐献的角膜能够让角膜盲患者重见光明。从社会层面来说，器官捐献能够促进社会文明进步和社会公平，是社会主义核心价值观的重要体现。

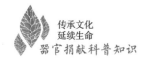

# 二、国际器官捐献发展历程

在讲器官捐献之前首先要介绍器官移植，移植是捐献的目的，捐献是移植的保障，二者密不可分。

## （一）国际器官移植的发展历程

现代移植最早始于 19 世纪，早期主要进行组织移植，包括甲状腺、皮肤等。进入 20 世纪，科学家们开始进行器官移植动物实验与临床移植。现代器官移植经历了"血管吻合技术、短期低温器官保存技术、应用免疫抑制药物控制排斥反应"三个重要的技术突破才得以发展，最终成为世界医学最令人瞩目的成就之一。

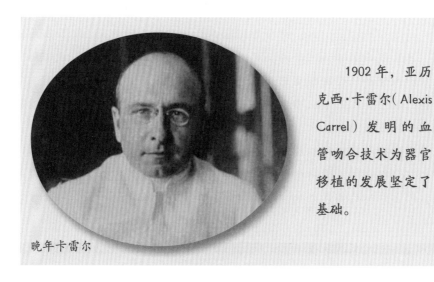

1902 年，亚历克西·卡雷尔（Alexis Carrel）发明的血管吻合技术为器官移植的发展坚定了基础。

晚年卡雷尔

20世纪50年代，由于人们对免疫排斥反应一无所知，未在器官移植时采取任何免疫抑制措施，因此，在此之前的移植患者都未能长期存活。20世纪50年代以后，肾移植领域首次尝试依靠全身辐射与异体骨髓移植进行免疫抑制，并取得了一定程度的成功，但大部分的患者都因为排斥反应而感染或者死亡。1954年，美国外科医生约瑟夫·默里（Joseph Murry）和哈特韦尔·哈里森（Hartwell Harrison）开展了世界上第1例同卵双胞胎间的肾移植手术，受者术后2个月出院且存活了9年。手术的成功证实了移植技术的可行性，认识了同种与同质的区别，开创了临床器官移植的时代。

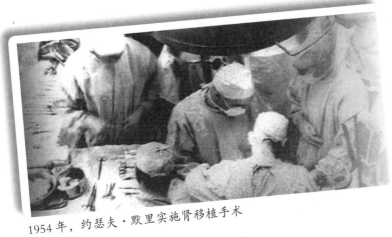

1954年，约瑟夫·默里实施肾移植手术

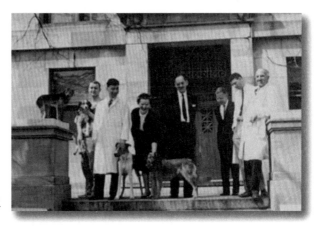

最右为约瑟夫·默里

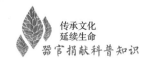

　　1950年，美国科学家格特鲁德·埃利昂（Gertrude Elion）和乔治·希钦斯（George Hitchings）研制出了抑制细胞增殖的药物6-巯基嘌呤（6-MP），从而成为移植免疫的奠基者。1962年，人们发现了6-MP衍生物硫唑嘌呤，它开始作为器官移植后的免疫抑制药物应用于临床。医学家发现硫唑嘌呤与泼尼松联合使用，在器官移植领域展现出了强大的协同作用。在后期很长一段时间，这种联合治疗成为常规的免疫抑制方案，促使肾移植成功应用于临床实践而得以开展。20世纪60年代后陆续开展了人类各种同种异体器官的移植，开启了器官移植临床发展时代。

　　1960年和1962年，法国雷内·库斯（Rene Kuss）分别对两例没有血缘关系的人实施了肾移植，受者术后存活18个月。1962年，约瑟夫·默里（Joseph Murray）成功实施了首例死亡供体捐献肾移植。临床医生自此踏上了死亡供体肾移植的漫漫长路。但因为排斥的问题，截至20世纪70年代后期，肾移植后1年存活率仍然较低。

1963 年 3 月，斯塔兹（Starzl）等人实施了世界首例肝移植。当时肝移植受者均使用肾移植手术推荐的免疫抑制剂——硫唑嘌呤和糖皮质激素，结果并未达到预期效果，最终患者因凝血功能障碍和大量失血在术中死亡。同年，斯塔兹先后又进行 7 例肝移植，受者的最长存活时间也仅为 3 天。

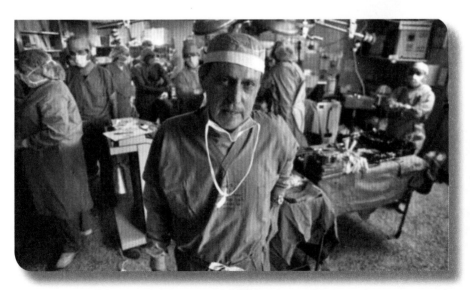

1989 年，斯塔兹在一场肝移植手术现场

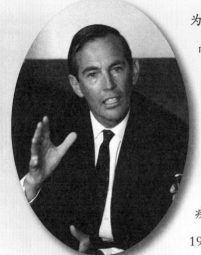

克里斯蒂安·巴纳
德医生，拍摄于
1969 年

1955 年，体外心肺循环机在人体的成功应用，为后续心肺移植奠定了基础。1967 年 12 月 4 日，南非开普敦的克里斯蒂安·巴纳德（Christiaan Barnard）医生，首次成功地完成了人类同种异体心脏移植手术。这也是首例脑死亡供体捐献器官的心脏移植。1968 年，巴纳德医生实施了第 2 例心脏移植，受者存活 19 个月，进一步证明心脏移植可以用于治疗某些人类心脏疾病。此后，心脏移植手术数量飞速增加，仅 1968 年，全世界有 26 个国家共完成了 101 次移植。但当时心脏移植患者的生存率普遍不高，也因此，医生并不愿意让自己的患者做器官捐献者。1971 年，全世界仅实施了 17 例心脏移植。

1963 年 5 月，美国詹姆斯·哈迪（James Hardy）实施了世界首例人类同种异体肺脏移植，受者术后 19 天即死亡。加上之前哈迪用黑猩猩提供给人类的心脏移植收到许多负面反馈，后来的 20 年里，医学界大约只进行了 40 次单侧肺移植，且几乎没有成功过，受者大多死于术后感染或并发症。肺移植发展在这 20 年基本处于停滞状态。

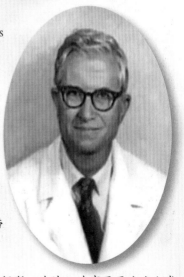

詹姆斯·哈迪入选密西西比名人堂时的画像（来源：Wlox.com）

20 世纪 70 年代以后，环孢素和他克莫司相继被发现并成功应用于实体器官移植。1978 年环孢素首次应用于肾移植，取得巨大成功，显著提高了移植效果，患者术后存活率得到明显提高，标志着器官移植发展进入新时代。如今，环孢素和他克莫司仍然被广泛应用于实体器官移植领域，肾移植正常状态的 1 年存活率接近 100%，长期健康存活率达到满意水平。

1979 年，卡恩( Calne )首次将环孢素用于两名接受肝移植的患者，肝移植的发展迈上了新台阶。1988 年，使用环孢素的肝移植患者 1 年和 5 年的生存率均得到很大程度提高，但同种异体移植排斥反应仍然是再移植和死亡的最常见原因。1990 年，Starzl 等人将他克莫司首次使用于肝移植。到 21 世纪初，全球已完成 10 万例肝移植手术，肝移植术后 1 年的生存率已达到满意水平。

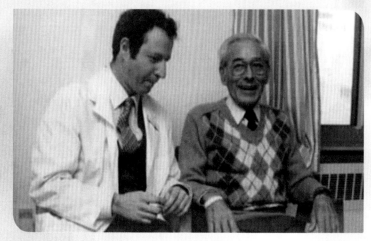

库珀与首例成功的肺移植受者霍尔（来源：cbc.ca）

1981 年，诺曼·萨姆威（Norman Shumway）和赖茨（Reitz）首次将环孢素应用于心肺联合移植，受者术后存活 5 年，直至去世时器官功能仍然正常，且没有出现排斥反应。1983 年，在环孢素和新型气管缝合技术的保证下，多伦多大学的乔尔·库珀（Joel Cooper）成功完成了首例肺移植手术，受者术后存活 6 年。截至 1990 年，医学界累计报告 290 例肺移植，多数受者存活 1 年以上，超过半数患者存活 2 年以上。经过不懈努力，截至目前，肺移植效果显著，1 年和 5 年存活率均有很大提高。

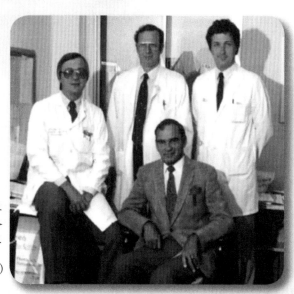

20 世纪 80 年代，乔尔·库珀的肺移植团队（前排为格里菲斯·皮尔逊，后排从左到右依次为托马斯·托德、乔尔·库珀和亚历克·帕特森）

　　器官保存技术的发展，为后续器官移植的快速发展奠定了基础。1967 年，福尔克特（Folkert）尝试通过在 6 ~ 8℃下使用低温沉淀血浆（CPP）灌注液对犬肾进行连续机器灌注 3 天，移植后存活率为 100%，肾功能迅速恢复至接近正常，CPP 在当时成为人体标准灌注液。柯林斯（Collins）及其同事随后开发了更便捷的肾脏保存方法，使用 Collins 溶液冷藏保存。二者保存效果相当，但冷藏方法成本低且更便捷。到 20 世纪 70 年代中期，它在临床肾脏保存中的应用超过了机器灌注。随后，为了延长肾脏的保存期，科学家不断对保存液进行改进，相继研制出改良 Collins 液、Euro-Collins 液及 Sacks 液等。这些方法在肾脏保存方面取得了成功，但在心脏、肺脏、肝脏、胰腺保存方面的效果并不理想。1988 年，美国的 Belzer 等在威斯康星大学研制出新型的器官保存液（UW 液），应用 UW 液首次实现了保存肝脏达 30 小时以上，保存肾脏 72 小时，保存胰腺 72 小时。器官保存液的改良

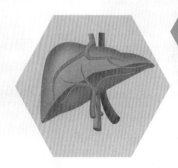

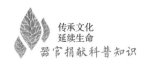

不仅为临床移植赢得了更多准备时间及运输时间，而且降低了移植器官原发无功能和功能恢复延迟的发生率，提高了器官利用率。器官保存技术也随之发展成器官移植的三大支柱技术之一。

经过 60 年的发展，器官移植已成为医学上成熟的技术，是医学公认的治疗终末期器官衰竭患者生命的最有效手段。体外膜肺氧合（ECMO）、器官冷保存、低温有氧／无氧机械灌注技术已十分成熟，被广泛应用于实体器官移植，能有效保存捐献器官的功能活性，从而保证器官移植技术挽救器官功能衰竭患者的生命，使其恢复健康，顺利回归家庭和社会。但器官来源的严重短缺成了制约此项伟大技术发展的障碍，也是目前全球器官移植面临的主要问题。

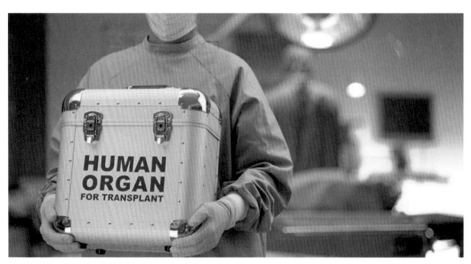

器官保存运输箱（来源：Engadget）

## （二）国际器官捐献体系

在器官移植发展的早期，移植器官的来源途径并没有明确的法律规定或者行业标准。随着器官移植的发展，终末期器官衰竭患者得到有效的救治，但随之而来的是器官来源短缺的问题。为了解决这一问题，很多国家通过不断探索，历经多年发展后已基本形成比较完善的器官捐献体系。

# 1 美国器官捐献体系

美国政府积极倡导公民捐献遗体，并在公民签署保险、申领驾照时询问其捐献意愿。1984 年，美国通过了《国家器官移植法案》（以下简称《法案》），并根据该法案成立了国家器官获取和移植网络（OPTN）以及器官移植受者资料登记系统（SRTR）。《法案》规定，OPTN 是唯一能够与所有器官捐献和移植系统中的专业人员相联系的公开而独立的合作组织，其职能是使美国的器官移植系统更加合理高效地运行。OPTN 在美国卫生部的授权监督下由一家非政府、非营利的组织来运行，制定相关政策，开发检索查询系统，在全国范围内分配可用的器官。该法案明令禁止出售和购买器官。1986 年开始，非政府、非营利的组织"器官资源共享网络（UNOS）"首次与卫生部签订合同，代表联邦政府运行"国家器官获取和移植网络"。之后的 20 多年里，一直由 UNOS 代表政府管理此项事务。UNOS 的主要职责是：建立全国范围内的器官分配网络，使捐献者的器官在最大范围内得到公平、及时的分配；建立系统进行收集、储存、分析、公布患者的移植等候排序表、器官

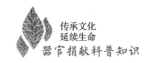

配型情况及移植后随访情况；向相关个人和机构提供关于器官移植的信息、建议和指导，以提高器官移植的数量与质量等。UNOS下设包括伦理、行政、财务、组织配型、肝移植、肾移植等在内的22个委员会，共350名成员，涵盖临床移植、分型检测、社会伦理、法律、信息技术等各方面的专家，以及捐献者家属和社区代表等。委员会负责制定各种规章制度，确保OPTN的正常运行，并提出合理化建议。

　　美国联邦法律规定，所有医院都必须按要求向当地的器官获取组织报告死亡病例，并协助器官获取组织与潜在捐献者家属谈话，提供潜在捐献者病例，协助进行获取器官手术等。美国也建立了器官捐献志愿登记，成为逝世后器官捐献志愿者资料库，公众可选择自行在网上注册，但目前各州之间的数据库并不互通。

　　美国共有58家器官获取组织（OPO），其中50家是独立的，8家依托于医院。其职责是：与潜在捐献者家属进行沟通；评估潜在捐献者的医学条件；与移植医院协调获取、保存、运输器官事宜；向公众宣传器官捐献的重要性。按照联邦政府要求，所有的器官获取组织必须遵守"器官资源共享网络"的相关规章制度。每4年，联邦政府会对所有器官获取组织进行一次评估，如不符合要求将会被取消获取器官的资质。

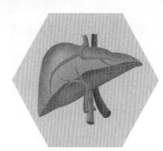

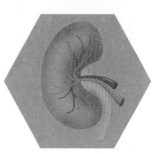

　　2021年，美国实施逝世后器官捐献13 862例，逝世后器官捐献移植41 346例，捐献与移植例数位于全球第一，百万人口捐献率（PMP）为42.04，但仍然无法满足庞大的移植需求。美国采用的是选择加入或明确同意这种模式。据统计，2015年美国器官志愿者捐献登记率为43%。

# 2 西班牙器官捐献体系

西班牙是全球捐献率最高的国家。2022 年，西班牙共实施器官捐献 2196 例，百万人口捐献率为 47.02，基本能够满足国内移植需求。西班牙的器官捐献强调自愿、无偿原则和利他主义，采用选择退出模式（即生前未明确表示拒绝捐献则默认为是同意），保留了家属知情同意权。西班牙的器官捐献家庭同意率已达到 85%。

西班牙于 1979 年颁布了《人体器官捐赠与移植法》，建立了涵盖国家、自治区、医院的器官获取与移植组织机构。国家层面，国家移植组织（ONT）隶属于卫生部，负责器官的捐赠及分配，制定全国范围内的器官捐献制度和审核标准；区域层面，每个自治区有一名自治区协调员，负责医院与 ONT 之间的沟通联系；医院层面的器官捐献协调员由专业的医护人员担任，职责在于寻找、评估潜在捐献者，并与家属沟通。

# 3 英国器官捐献体系

英国是执行两种器官捐献法的国家之一，其绝大部分地区采用选择加入模式，即有意捐献者需要先注册告知相关机构自己同意捐献器官，可以口头或书面形式、由近亲 / 朋友或在器官捐赠者登记簿上表示同意，但在家属反对的情况下，临床医生不能移植死者的器官。威尔士于 2015 年根据《人体移植法案》实施了一项选择退出制度，即默认同意，采取此项制度后，威尔士的器官捐赠同意率从 2015 年的 58% 提高到了 75%，为全英国最高。英格兰的志愿捐献登记率也达到 42.3%。

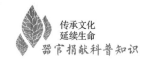

2019 年 3 月 19 日，英国通过了一项最新的法案，2020 年开始将在英格兰执行"默认同意"器官捐献法案。届时，如果没有向国民健康服务体系提出特殊要求的成年人，其器官将在其死后允许被获取。在实际操作中，英国的器官捐献"默认同意"制并不强硬，依然保留了家人的权限，即家人有权在最后时刻拒绝捐献亲属的器官。

数据显示，英国最近 5 年内，即使死者本人生前同意捐献，但仍有 500 多个家庭选择拒绝捐献死去亲人的器官。

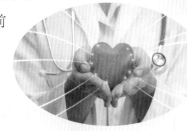

# 4 德国器官捐献体系

德国采取的是"知情同意"模式，这种模式比较依赖民众捐献意愿水平。2012 年以来，因器官分配丑闻，德国的器官捐献率持续下降。为了进一步提高捐献率，2012 年德国创立了新的"选择模式"：为 16 岁以上的民众提供有关人体器官捐献的详细说明，并定期书面询问其意愿，极大地方便了捐献登记。德国捐献率在欧洲总体不高。德国 2022 年实施死亡捐献 869 例，百万人口捐献率 10.17，仍然远高于我国的 3.99。

德国卫生部在官方网站提供公民自愿捐赠卡，公民可自行打印、签署，也可以在保险公司等填写自愿捐赠卡，填完后无须上报任何部门，只需自行保管即可生效。德国在 1997 年通过了《器官和组织捐赠、获取与移植法》，该法案的目的在于"促进德国公民器官捐献的意愿"。同时，根据该法案的规定，德国器官移植基金会（DSO）作为器官捐献和移植的公益性中间机构，负责协调器官的捐赠和移植工作。

# 5 法国器官捐献体系

　　法国此前的器官捐献法规定：除非死者明确声明愿意捐献器官，否则医生应当就捐献一事征求其亲属意见。死者生前明确表示希望死后捐赠器官的，医生征求其家人同意时，只有少数亲属会表示反对而导致死者的意愿无法执行。从2017年1月1日起，法国的器官捐献新法正式生效，根据新规，除了选择在官方渠道注册为"主动退出"的人外，所有人都将默认成为器官捐献者，不管家属是否同意捐赠死者器官，医生都可以为了受者的治疗受益或科研目的而摘除生前未表达拒绝捐献的人的器官，但摘取器官时应通知亲属。但摘除已故未成年人或受法律保护的成年人的器官时，必须取得其父母双方或法定代表人的书面同意。如果公民不同意捐赠器官，必须在官方的"拒绝名册"上登记。2022年，法国实施死亡器官捐献1694例，百万人口捐献率已达到25.82。

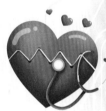

## （三）脑死亡的发展历程

　　提到器官捐献就不得不提脑死亡的发展。在过去，医学界将不可逆转的心肺功能丧失定义为死亡，通俗讲就是心脏停止跳动即预示着死亡。然而，随着医学技术的不断进步，尤其是呼吸机的临床应用，使患者在脑功能丧失、自主呼吸停止之后，仍然能够依靠机械通气维持一段时间的心搏。由此，脑死亡的概念逐步走入大众视野。

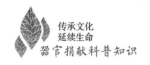
1954 年，美国马萨诸塞州总医院的神经学家罗伯特·施瓦布（Robert Schwab）在评估一名脑出血昏迷患者时发现，患者没有反射，没有呼吸，并且完全没有脑电图的证据，尽管患者存在活跃的心脏循环，但当呼吸机关闭后，患者即心脏死亡。之后很多医学家也得出了同样的结论。人们开始越来越关注对技术、医疗徒劳和临床关怀的伦理问题。1962 年，精神病学家弗兰克·艾德（Frank Ayd）出版了《绝望的案例：医学和道德考虑》一书，他认为，当死亡似乎不可避免时，有义务撤回护理。

在同时期，器官移植逐步发展。1967 年 12 月 4 日，南非开普敦的克里斯蒂安·巴纳德（Christiaan Barnard）医生，首次成功地完成了脑死亡供者捐献的同种异体心脏移植手术。但当时脑死亡的准确定义还未得到学术界的一致认可，也有人质疑推动脑死亡是为了单纯促进器官移植，认为重新定义死亡是功利主义的。

1968 年，哈佛医学院研究脑死亡定义特设委员会的《不可逆昏迷的定义》发表在《美国医学会杂志》上。文中提出了脑死亡的概念，虽然没有明确脑死亡即死亡，但为不可逆的昏迷患者的伦理允许提供了务实的指导。同一天，在澳大利亚悉尼召开的第 22 届世界医学会上，宣布了《悉尼宣言》，进一步将脑死亡概念化。

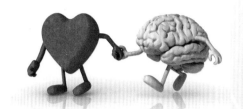

在接下来的 10 年里，虽然人们越来越能够接受哈佛医学院对脑死亡的定义，但仍然有很多人对脑死亡持怀疑的态度。即便如此，英国、美国等国家开始从法律上承认确认死亡的新标准。1981 年，美国总统委员会报告了"定义死亡：确定死亡的医学、法律和伦理问题"，阐明了脑死亡的"全脑"表述，认为全脑死亡就等于死亡。由此产生的法规《统一死亡判定法》提出，将死亡等同于由心血管和神经学标准确定的死亡，但没有对应使用的神经学标准进行标准化。

1994 年，美国神经病学学会承担了最终标准化神经学标准的使命。次年，他们出版了《实践参数》，明确了脑死亡标准。2010 年，他们又进一步更新了这一标准。随后，各国也根据自己的实际情况，制定了不同的脑死亡判定标准。目前，全球仍然没有形成统一的脑死亡判定标准，因此，也有学者建议就脑死亡判定的最低标准达成全球共识，推动脑死亡判定的规范化。

半个多世纪以来，脑死亡一直备受医学界、伦理学界、法学界的关注，脑死亡的概念也已逐步被认可。虽然公众对脑死亡/神经系统标准死亡的理解和接受度仍然不高，但脑死亡的诊断对于临床治疗的抉择、医疗纠纷的解决、经济负担的减轻和器官移植等方面都有重要的意义。按照医学标准，脑死亡的患者仅能依靠呼吸机等机械性生命支持设备维持生命，一旦撤出机械性生命支持，患者很快心跳停搏且不可恢复，因此，脑死亡患者的继续救

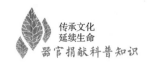

治被认为是没有意义的。当然，脑死亡的判定是在极其科学、严谨的标准下完成的，医务人员不会放弃抢救任何还有一线生命希望的患者。

近年来，美国、芬兰、德国、印度等 10 多个国家通过立法承认脑死亡是合法死亡。大部分国家虽没有明确的法律条文，但在临床实践中已承认脑死亡状态，并以此作为器官捐献死亡条件，如比利时、新西兰、韩国、泰国、中国等几十个国家。脑死亡的概念已在器官捐献领域被广泛应用。2022 年，西班牙脑死亡捐献在所有器官捐献中占 58.42%，中国为 66.74%，美国为 67.94%，法国为 86.13%，德国为 100%。

## 三、我国器官捐献与移植的发展和改革

### （一）我国器官移植的发展历程

> 我国器官移植研究起步较晚，新中国成立之前，我国在这一领域的研究尚属空白。在以吴阶平、裘法祖等教授为代表的老一辈医学家的倡导及推动下，我国在 20 世纪 50 年代末期开始了器官移植的实验研究。从 20 世纪 60 年代开始，启动器官移植的动物实验研究。

1960 年初，北京医学院第一附属医院吴阶平、沈绍基教授实施了我国首例尸体供肾肾移植手术，开辟了我国器官移植的先河，但因未能控制排斥反应，术后 4 周摘除移植肾。1972 年，广州梅骅教授与北京于惠元教授、湖南张时纯教授合作，成功完成我国首例活体亲属肾移植。

1975年上海中山医院熊汝成教授和北京友谊医院于惠元教授先后在上海和北京开展了尸体供体肾移植。到1977年，全国有14个单位共施行43例肾移植。随后肾移植在全国范围广泛开展，到1987年超过1000例次，到2000年共有110个单位共行5501例肾移植。肾移植治疗效果也明显提高，出现一批30年以上长期存活的病例。肾移植成为成熟的临床医疗技术，引领其他器官移植的临床发展。

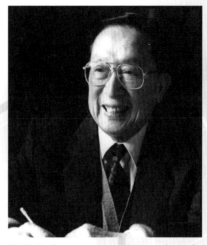

吴阶平（1917—2011年），我国著名医学家

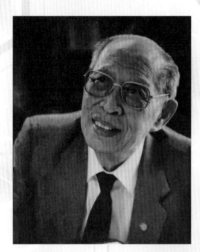

裘法祖（1914—2008年），我国著名医学家

1977年10月21日，武汉医学院穗生和裘法祖教授实施了国内首例肝移植。在之后的5年间，全国有18个单位陆续实施57例肝移植，但因为大部分受者都是晚期肝癌患者，存活时间均未超过1年。20世纪80年代初到90年代初的10年，肝移植的发展基本处于停滞状态。20世纪90年代，随着国际肝移植的发展，一批海外留学人员陆续学成回国，重启了停滞10余年的临床肝移植。到1999年共施行了219例，出现了我国肝移植的第二个高潮。移植质量明显提高，开始出现肝移植术后长期存活的病例。1995年，南京医学院附属医院王学浩教授在国内最早开展活体肝移植。1996年，上海长征医院的丁国善教授团队完成了我国首例儿童肝移植，并创造了国内肝移植术后最长存活时间的纪录。进入21世纪，肝移植稳步发展，移植数量与质量均得到提升，肝移植已作为临床常规手术广泛开展。

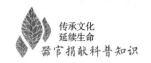
1978年4月21日，上海瑞金医院张世泽教授施行首例心脏移植，受者术后存活109天，最终因未能控制的排斥反应失败。此后，国内心脏移植发展停滞了14年。1992年，北京安贞医院吴英恺教授组织陈宝田和孟旭教授等，为一名16岁的晚期扩张性心肌病女性患者施行原位心脏移植并获得成功。随后，心脏移植在国内逐步发展。现今，心脏移植技术已成为成熟的临床技术。进入21世纪，随着我国脑死亡判定标准及技术流程的建立并逐步规范，心脏移植得到了快速发展。

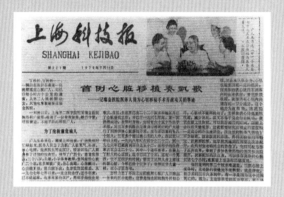

我国首次肺移植可追溯到1979年，当时辛育龄教授实施了一例肺结核伴有肺损伤患者单肺移植，虽未获得成功，但为我国肺移植工作开辟了道路。1995年，陈玉平教授实施的单肺移植，成为我国首例成功的肺移植，受者术后存活近6年。但在之后的几年，肺移植的发展因为排斥反应和感染一直处于停滞状态。2002年，无锡市第五医院（现无锡市人民医院）、上海市肺科医院、广州医学院第一附属医院（现广州医科大学第一附属医院）先后成功开展肺移植，肺移植逐渐得到稳步发展。2004年全国施行肺移植21例，2005年47例，2006年129例。目前，肺移植也已成为临床成熟的治疗技术。

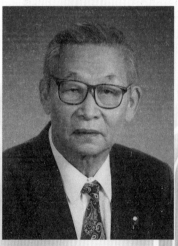

辛育龄（1921—2022年），我国著名医学家

21世纪初，中国器官移植技术逐渐成熟，我国器官移植事业逐步达到了发展高潮。肝脏、肾脏、心脏、肺脏、胰腺、小肠、胰岛和多器官移植等手术在我国均能开展。经过多年的发展，我国已成为仅次于美国的世界第二移植大国。

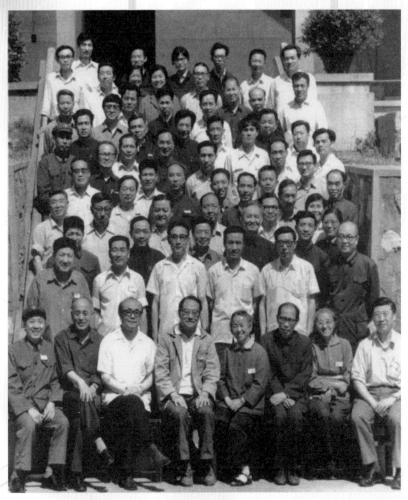

1981年，我国首次器官移植学术会议在武汉举办

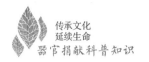

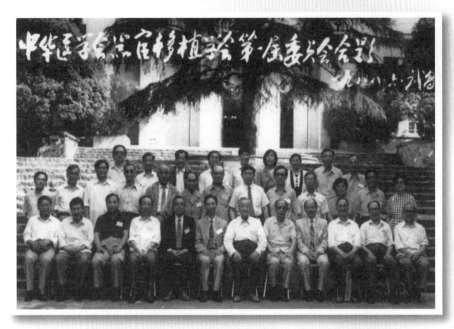

1988 年 6 月，武汉中华医学会器官移植学分会第一届委员会留念（裘法祖教授任主任委员，由 42 名委员组成）

　　自 2007 年起，我国启动器官移植改革，器官捐献与移植走上法制化、规范化建设的道路。2010 年开始遗体器官捐献试点工作，至 2015 年，公民自愿器官捐献成为我国器官移植唯一合法的器官来源，遗体器官捐献成为移植器官的主要来源。经过 10 余年的发展，我国器官捐献与移植法制化建设已逐步健全，器官移植捐献与移植技术均已处国际领先地位。

　　2015 年以来，遗体器官捐献与移植数量逐年上升。至 2023 年，年度器官捐献例数已超过 6000 例，完成肾移植由起初的 7000 多例增长至超过 13 000 例，年度完成肝移植超过 6000 例，心脏移植、肺移植均接近 1000 例。2023 年 11 月 9 日，西安交通大学第一附属医院成功实施遗体器官捐献肾移植超过 3000 例，为国内首家，也是国内实施遗体器官捐献和肾移植累计数最多的医院。截至 2023 年，全国共有移植资质医院

188 家，已拥有一批国际知名、规模和水平一流的大型移植中心和创新项目。移植技术水平达到国际水平，肝脏、心脏、肺脏、肾脏移植患者存活率已超过国际水平。一批领先全球的移植技术的涌现，将引领未来全球器官移植的技术创新与发展。

## （二）我国器官捐献与移植的改革

> 我国器官移植技术已达到国际领先水平，但因为我国器官捐献法律体系建设起步较晚，器官来源的短缺严重制约了器官移植的发展。

2005 年 11 月 7 日，在菲律宾马尼拉召开的西太平洋地区世界卫生组织（WHO）移植高层会议上，时任中国卫生部副部长的黄洁夫代表官方公开表明中国器官移植改革的决心。

2006 年，原国家卫生部组建人体器官移植技术临床应用委员会（OTC），并出台中国第一部器官移植行业管理规范《人体器官移植技术临床应用管理暂行规定》，并于同年相继印发了肝脏、肾脏、心脏、肺脏移植技术管理规范。同年 11 月 14 日，召开全国人体器官移植临床应用和管理高峰论坛，形成《广州宣言》，明确器官移植改革目标为建

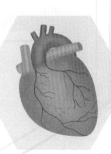

立国家监管法律框架，严格技术准入，禁止人体器官非法交易，杜绝器官贩卖和器官移植旅游（器官移植旅游，是指等待器官时间较长的国家公民，前往器官等待时间相对较短、手术费用相对较低的国家接受器官移植），建立一个遗体器官捐献和活体器官捐献均自给自足的国家器官捐献和移植体系。

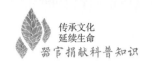

2007 年，国务院颁布了《人体器官移植条例》（以下简称《条例》）。《条例》的出台推动了我国器官移植事业走上法制化道路。2009 年 8 月 25 日，中国红十字总会、原国家卫生部联合召开全国人体器官捐献工作会议，宣布将建立人体器官捐献体系。2010 年开始人体器官捐献试点工作，并成立国家人体器官捐献工作委员会（CODC）。经过 3 年的探索和实践，积累成熟经验后，2013 年将器官捐献推向全国，全面启动遗体器官捐献工作。

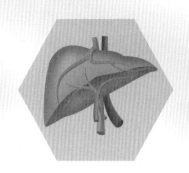

2010—2013 年，我国先后建立了国家肝脏移植、肾脏移植、心脏移植、肺脏移植术后登记系统，启用器官分配与共享计算机系统（COTRS），保障器官捐献与移植监管，实现公平、公正、公开的器官分配体系。

2012年7月6日，国务院批准中国红十字总会设立"中国人体器官捐献管理中心"，主要负责参与人体器官捐献的宣传动员、报名登记、捐献见证、救助激励、缅怀纪念及信息平台建设等相关工作。全国各地红十字会先后建立器官捐献管理中心／办公室等专门负责各省市人体器官捐献工作的部门或机构。

2014年3月1日，在国务院领导的关心支持下，为协调国家卫生健康委员会与中国红十字总会两部门合作，将OTC和CODC合并，成立中国人体器官捐献与移植委员会。该委员会由国家卫生计生委主导，在国家卫生计生委和中国红十字会总会党组领导下，对全国人体器官捐献和移植的管理工作进行顶层设计并拟定有关政策措施。同年，先后上线中国人体器官捐献管理中心器官捐献志愿登记平台和施予受器官捐献志愿登记网站。经过多年的发展，志愿登记平台两网数据合并统一，为推动器官捐献志愿登记工作的落实发挥了重要的作用。

2014年12月3日，在云南昆明召开的全国人体器官获取组织（OPO）工作大会上，中国人体器官捐献与移植委员会主任黄洁夫向国际社会宣布我国自2015年1月1日起，公民自愿捐献为器官移植唯一合法的器官来源。

在人体器官捐献工作实践中，基于我国经济社会发展现状和传统文化背景，着眼国际脑死亡的概念，创造性提出中国器官捐献脑－心双死亡捐献标准，将捐献实施标准分为三类：中国一类（C-I），国际标准化脑死亡器官捐献（DBD）；中国二类（C-II），国际标准化心死亡器官捐献（DCD）；中国三类（C-III），中国过渡时期脑－心双死亡标准器官捐献（DBCD）。该分类标准得到了包括WHO在内的国际社会的认可赞同。

自启动器官移植改革以来，国家层面先后出台几十个器官捐献与移

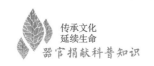

植相关政策文件，建立起我国器官捐献与移植的法律框架。已形成由政府主导、红十字会参与和推动、OPO 组织、学科协作、团队实施的组织体系，符合国家法律法规、政策、伦理和我国国情的依法依规、科学规范的器官捐献工作体系。坚持器官移植学科体系化建设，在"中国模式"下以中国技术、中国标准、中国队伍、中国体系，推动我国由器官移植大国迈入移植强国。

我国器官捐献与移植的改革与发展成就被 WHO 和世界捐献协会誉为对全球器官移植做出重要贡献、对发展中国家起到示范作用的"中国模式"。

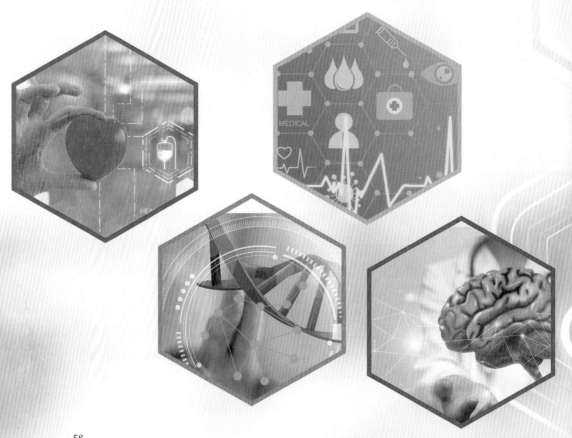

# 我国器官移植"中国模式"具有以下特点：

**1** 制度优势：我国器官移植改革是在党中央和国务院坚强领导下推进的，由国家卫生健康委员会、中国红十字会总会与多个政府部门参与的改革，涉及文化、司法、医疗卫生等领域的深层次改革。

**2** 法制框架：全面构建国家层面的器官捐献与移植法律框架，《中华人民共和国民法典》《中华人民共和国刑法修正案（八）》中有明确器官捐献与移植的法律条文，国务院颁布的《人体器官捐献和移植条例》，确保有法可依，有法必依。

**3** 工作体系：建立了政府主导、多方参与的国家器官捐献与移植五大科学工作体系，包括人体器官捐献体系、人体器官获取与分配体系、人体器官移植临床服务体系、人体器官移植质控体系、人体器官捐献与移植监管体系。

**4** 实施标准：实行三类捐献实施分类标准，创造性提出中国心－脑双死亡的器官捐献科学标准与流程，确保器官获取符合法律规范。建立信息化的监管平台，器官移植监管步入大数据时代。

**5** 人道救助：充分发挥制度优越性，创建全社会参与的捐献与移植保障体系，创建具有中国特色的捐献与移植人道主义救助体系，促进遗体器官捐献良性循环，实现在阳光下生命的延续。

**6** 传统文化：充分发扬中华民族传统美德，在全社会培育器官捐献是大爱的人文精神，让中华民族的传统美德在器官捐献事业中发扬光大。

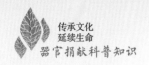
　　2016 年 8 月，第 26 届国际器官移植大会在中国香港举行。国际器官移植协会第一次邀请中国专家组团参会，黄洁夫受邀在大会开幕式上做了"中国器官移植十年改革"的主旨演讲，向全世界介绍了中国器官移植改革的历程。这是世界第一次系统地听到器官移植的"中国声音"。

　　为向全世界展示中国器官捐献事业改革成就，搭建器官捐献与移植领域的国际高水平学术交流平台，在国家卫生健康委员会的领导下，在国家卫生健康委员会和中国红十字总会的共同指导下，中国器官移植发展基金会和中国人体器官捐献管理中心自 2016 年起连续举办"中国 – 国际器官捐献大会（CIODC）"，至今已成功举办 6 届。此举得到了 WHO、世界卫生组织器官捐献与移植特别委员会、梵蒂冈教皇科学院、世界移植协会、国际器官捐献与获取协会、欧洲移植协会、欧洲捐献和移植协调组织、中东移植协会、亚洲移植协会、非洲器官移植协会、拉丁美洲与加纳比移植协会等多个国际组织的支持，先后共有全球 60 余个国家参与，获得了广泛关注。

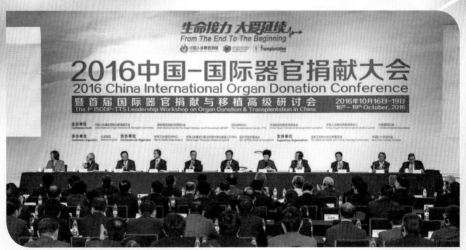

2016 年，第一届"中国 – 国际器官捐献大会"

　　2016年10月，第一届"中国－国际器官捐献大会"在人民大会堂金色大厅召开。WHO总干事陈冯富珍高度赞扬中国在器官捐献与移植领域的进步，认为中国的 器官移植法规体系与标准完全符合WHO的指导原则，改革方向正确，行动迅速，许多成功经验可以作为样板，供面临相似挑战的其他国家学习借鉴。

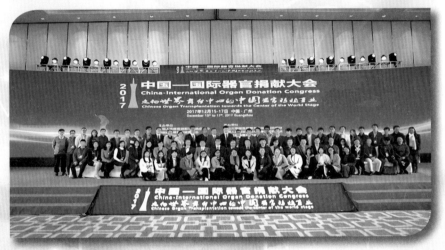

2017年，第二届"中国－国际器官捐献大会"

　　2017年2月8日，由教皇科学院举办的"反对器官贩卖全球峰会"落下帷幕，来自联合国、欧盟及WHO的代表、多个宗教界代表、伊斯坦布尔宣言组织成员、全球多国器官移植协会主席等参加会议。与会代表对中国器官移植法制管理方面取得的巨大进步予以充分肯定。受举办方邀请，中国人体器官捐献与移植委员会主任委员黄洁夫教授参加本次会议并向世界各国分享了中国器官捐献与移植管理的方案，介绍了"中国模式"，发出了"中国声音"。这是中国首次在国际高级别器官移植会议上发出中国声音，表达了中国将推进器官移植事业健康发展，为中国梦的实现做出更大贡献。峰会主办方教皇科学院对中国参会以及做出的贡献表示感谢。

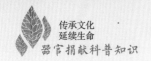

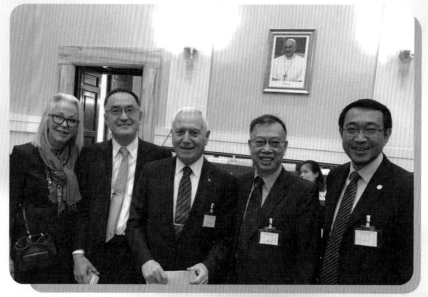

中国人体器官捐献与移植委员会主任委员黄洁夫（右二）与参会代表合影

2017年，WHO国际捐献与移植协会代表、WHO器官移植组织负责人约瑟（Jose），国际器官捐献移植协会候任主席、西班牙器官捐献组织负责人马蒂（Marti）教授，国际器官移植协会前任主席、美国哈佛大学德尔莫尼科（Delmonico）教授等一行人到西安交通大学第一附属医院考察中国器官捐献工作，对医院器官捐献与移植改革及工作所取得的成绩予以充分肯定，赞扬薛武军教授领导的团队是国内最优秀的器官捐献与移植团队，并将西安交通大学第一附属医院的器官捐献工作模式在"中国OPO联盟大会暨器官捐献国际合作论坛"上向其他移植团队进行介绍、推广。2018年10月，第三届"中国－国际器官捐献大会"在西安成功举办，标志着我国器官捐献与移植事业站在了世界舞台的中央。

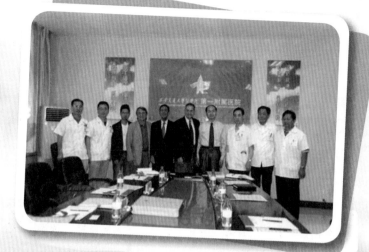

国际捐献移
植专家在西
安交通大学
第一附属医
院考察交流

梵蒂冈教皇科学院
院长马塞洛·萨切
兹·索隆多（Marcelo
S ánchez Sorondo）
在西安举办的第三届
"中国－国际器官捐
献大会"上发表主旨
演讲

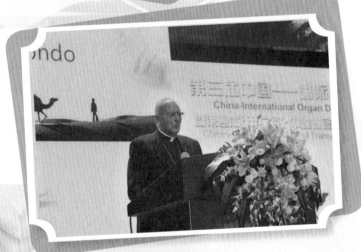

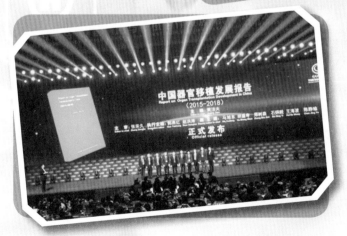

在昆明举办的第四届
"中国－国际器官捐
献大会"发布首个中
国器官移植发展报告

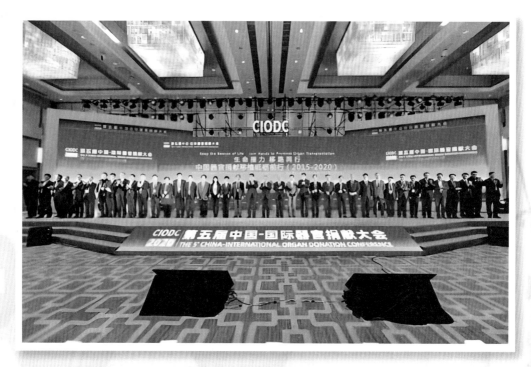

在广州举办的第五届"中国-国际器官捐献大会"共同发表《"一带一路"器官捐献与移植国际合作发展昆明共识》

在2021年第五届中国-国际器官捐献大会暨"一带一路"器官捐献与移植国际合作发展论坛上，WHO器官、组织、细胞移植顾问埃夫斯特拉蒂奥斯·查齐克罗斯（Efstratios Chatzixiros）教授肯定了我国器官捐献与移植取得的成绩。他称中国器官捐献与移植事业取得了长足发展，公平性、透明性不断提高，WHO也愿意为中国器官捐献和移植领域发展提供更多支持，支持中国器官移植工作在遵循WHO医学准则的基础上高质量发展。

## （三）我国器官捐献与移植的现状

自 2015 年 1 月 1 日以来，公民自愿捐献成为我国器官移植唯一合法的器官来源。公民自愿捐献分为亲属间的活体捐献和遗体器官捐献。截至 2024 年 1 月 28 日，全国共有器官移植资质医院 188 家，人体器官获取组织 109 家，器官捐献志愿者人数超过 660 万（但与全国 14 亿多的人口基数相比，登记率仅为 0.44%），累计实施器官捐献 50 523 例，捐献器官 15.51 万个，实施器官移植 15.39 万例。2023 年，我国完成器官捐献 6451 例（位居全球第二），捐献器官 20 824 个，实施器官移植手术 23 790 例。但同期移植等待人数已超过 16 万，捐献的数量和需要移植的数量之比是 1∶6.76，捐献数量远不能满足移植等待的需求，众多的终末期器官功能衰竭患者仍然挣扎在生死边缘。2023 年，我国百万人口捐献率为 4.56，而美国等西方发达国家百万人口捐献率超过了 40，我国与其相比仍然有较大的差距。器官来源严重短缺是我们面临的最主要的问题。

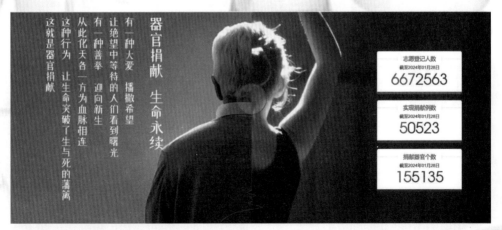

中国人体器官捐献管理中心网站页面

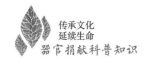

传承文化
延续生命
器官捐献科普知识

# 四、我国器官捐献与移植的体系建设

我国器官捐献与移植经过十几年的探索与实践，已逐步建立并完善了符合中国国情的器官捐献与移植工作体系。该体系包括人体器官捐献体系、人体器官获取与分配体系、人体器官移植临床服务体系、人体器官移植质控体系、人体器官捐献与移植监管体系。

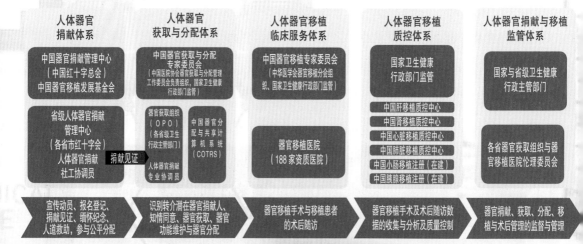

我国器官捐献与移植体系从法律保障、政策支撑、监管与质控及技术标准与规范等四个层面，保证和推动我国人体器官捐献与移植工作符合国际通则，依法、依规、科学、规范地发展。

## （一）我国器官捐献与移植的法律保障

### 1. 《中华人民共和国民法典》

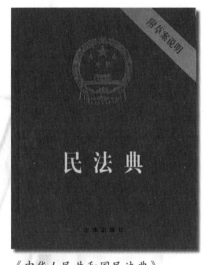

《中华人民共和国民法典》

2020 年 5 月 28 日第十三届全国人民代表大会第三次会议通过《中华人民共和国民法典》（简称《民法典》），于 2021 年 1 月 1 日起正式实施，对器官捐献知情同意进行明确的规定，明令禁止以任何形式买卖人体器官。《民法典》第二章生命权、身体权和健康权的第一千零六条规定：完全民事行为能力人有权依法自主决定无偿捐献其人体细胞、人体组织、人体器官、遗体，任何组织或者个人不得强迫、欺骗、利诱其捐献，完全民事行为能力人依据前款规定同意捐献的，应当采用书面形式，也可以订立遗嘱；自然人生前未表示不同意捐献的，该自然人死亡后，其配偶、成年子女、父母可以共同决定捐献，决定捐献应当采用书面形式。在此以法律条文的形式明确器官捐献应遵循自然人自愿原则以及该自然人死亡后，其配偶、成年子女、父母可以共同决定捐献，这是对死亡后器官捐献知情同意范围的界定。

### 2. 《中华人民共和国刑法修正案（八）》

2011 年 2 月 25 日，第十一届全国人民代表大会常务委员会第十九次会议通过《中华人民共和国刑法修正案（八）》（简称《刑法修正案（八）》），首次规定了关于人体器官的犯罪，增加了一项新的罪名。

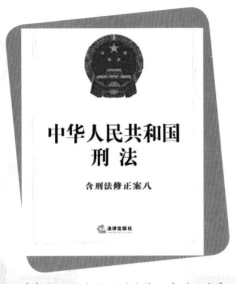

《中华人民共和国刑法修正案（八）》

第二百三十四条之一组织出卖人体器官罪：组织他人出卖人体器官的，处五年以下有期徒刑，并处罚金；情节严重的，处五年以上有期徒刑，并处罚金或者没收财产。在此之前，贩卖人体器官的行为通常以非法经营罪定罪处罚，其处罚较轻，而本次提出的组织贩卖人体器官罪进行明确的量刑。并在此基础上，明确非法摘取人体器官的关联犯罪定罪处罚。

（1）未经本人同意摘取其器官，或者摘取不满十八周岁的人的器官，或者强迫、欺骗他人捐献器官的，依照①第二百三十二条故意杀人罪：故意杀人的，处死刑、无期徒刑或者十年以上有期徒刑；情节较轻的，处三年以上十年以下有期徒刑。②第二百三十四条故意伤害罪：故意伤害他人身体的，处三年以下有期徒刑、拘役或者管制；犯前款罪，致人重伤的，处三年以上十年以下有期徒刑；致人死亡或者以特别残忍手段致人重伤造成严重残疾的，处十年以上有期徒刑、无期徒刑或者死刑。本法另有规定的，依照规定。

（2）违背本人生前意愿摘取其尸体器官，或者本人生前未表示同意，违反国家规定，违背其近亲属意愿摘取其尸体器官的，依照第三百零二条盗窃、侮辱、故意毁坏尸体、尸骨、骨灰罪：盗窃、侮辱、故意毁坏尸体、尸骨、骨灰罪的处三年以下有期徒刑、拘役或者管制。

《刑法修正案（八）》的出台，进一步保障了公民器官捐献的自主权和自愿原则，反映了国家打击人体器官犯罪、维护人民健康安全和稳定社会秩序的决心。

3. 《中华人民共和国红十字会法》

2017 年 2 月 24 日第十二届全国人民代表大会常务委员会第二十六次会议通过了修订《中华人民共和国红十字会法》，并宣布自2017 年 5 月 8 日起施行。《中华人民共和国红十字会法》将参与、推动无偿献血、遗体和人体器官捐献工作确定为红十字的法定职责。红十字会在器官捐献宣传动员、捐献见证、缅怀纪念、人道关怀等方面发挥了重要的作用。

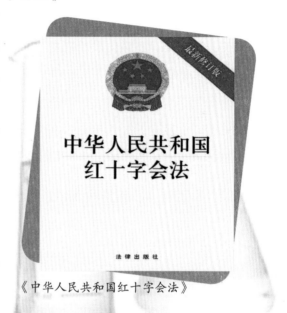

《中华人民共和国红十字会法》

4. 《人体器官捐献和移植条例》

2007 年 3 月 21 日经国务院第 171 次常务会议通过《人体器官移植条例》，自 2007 年 5 月 1 日起施行。该条例也是全国唯一的以医疗技术为核心的法规，对器官捐献和移植各方的法律责任进行了明确规定。2023 年，在总结实践经验的基础上，国务院对《人体器官移植条例》进行修订，于 12 月 14 日颁布《人体器官捐献和移植条例》（简称《新条例》），自 2024 年 5 月 1 日起施行。《新条例》明确了国家支持器官捐献以及器官捐献和移植工作要坚持"人民至上、生命至上"的原则，从人体器官捐献体系、人体器官获取与分配体系、人体器官移植临床服务体系、人体器官移植质控体系以及人体器官捐献与移植监管体系五大

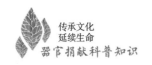
层面全面完善了器官捐献和移植制度，进一步规范了器官捐献与移植法治保障，建立了全流程追溯和监管机制，明确了红十字会依法参与、推动人体器官捐献工作，加强了器官捐献工作体系建设，强化了器官获取的伦理审查，依法打击查处涉器官违法犯罪行为，更好地保障器官捐献和移植事业健康发展。《新条例》在原条例的基础上，进一步凸显器官捐献的重要性，强化对器官捐献的褒扬和引导，坚持自愿、无偿原则，以法律的形式明确器官捐献与移植中出现的跨区域转运获取器官、不使用分配系统分配器官、伪造捐献移植数据等严重扰乱捐献工作秩序的违规情形，应进行处罚打击。《新条例》的出台标志着我国器官捐献和移植事业迈上了新台阶，进入了新的历史发展阶段。

## （二）我国器官捐献与移植的政策支撑

> 国家在政策层面对器官捐献与移植工作进行全面规范，包括资质准入、技术规范、器官分配、数据管理、流程规范等，同时通过各种政策推动器官捐献工作发展。

### 1. 出台推动人体器官捐献有关工作的政策措施

2013年，中共中央办公厅、国务院办公厅印发《关于党员带头推动殡葬改革的意见》，明确鼓励党员、干部去世后捐献器官或遗体。

原国家卫生部、中国红十字总会自2010年开始连续出台《人体器官捐献试点工作方案》《关于启动心脏死亡捐献器官移植试点工作的通知》《关于进一步推进人体器官捐献工作的意见》《关于军队医院开展人体器官捐献与移植有关工作的通知》等文件，推进器官捐献与移植工作。

2016年，原国家卫生计生委、公安部、交通运输部、中国民用航空局、中国铁路总公司、中国红十字总会六部委联合出台《关于建立人体捐献器官转运绿色通道的通知》，建立了遗体捐献器官转运路绿色通道，优化了快速通关和优先承运的具体措施，有效缩短了获取器官的运输时间，提高了器官转运效率。

国家卫生健康委员会也将器官捐献和移植列入医院等级评审的前置条件和评价内容，将人体器官捐献工作同医疗机构器官移植资质审核挂钩，引导医疗机构主动开展人体器官捐献工作。

2021年，国家卫生健康委员会、国家发展改革委、财政部、国家市场监管总局、国家医保局、中国红十字会总会、中央军委后勤保障部卫生局联合下发了《人体捐献器官获取收费和财务管理办法（试行）》（国卫医发〔2021〕18号），为器官捐献规范

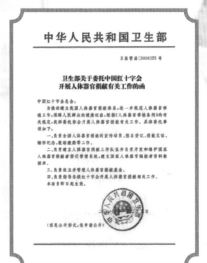

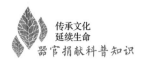
器官捐献科普知识

## ※ 创建文明城市对市民的满意度有什么要求?

(1) 群众对党政机关行政效能的满意度＞90%；
(2) 群众对反腐倡廉工作的满意度＞90%；
(3) 全民法制宣传教育的普及率≥80%；
(4) 市民对政府诚信的满意度≥90%；
(5) 市民对义务教育的满意度≥75%；
(6) 市民对见义勇为行为的赞同与支持率≥90%；
(7) 市民种绿、护绿等公益活动参与率≥70%；
(8) 市民对捐献骨髓、器官等行为的认同率≥50%；
(9) 市民对本市的道德模范的知晓率≥80%；
(10) 市民对本地网吧行业形象的满意率≥70%；
(11) 市民对公交站点布局与交通便捷的满意率≥60%；
(12) 群众安全感≥85%；
(13) 科教、文体、法律、卫生进社区活动覆盖率≥80%；
(14) 家庭美德的知晓率≥80%；
(15) 市民对创建工作的支持率≥80%。

国家卫生健康委员会
国家发展改革委
财　　政　　部 文件
国家市场监管总局
国　家　医　保　局
中国红十字会总会
中央军委后勤保障部卫生局

国卫医发〔2021〕18 号

关于印发人体捐献器官获取收费和
财务管理办法(试行)的通知

各省、自治区、直辖市及新疆生产建设兵团卫生健康委、发展改革委、财政厅(局)、市场监管局、医疗保障局、红十字会，军队有关单位：

为规范人体捐献器官获取收费和财务管理，促进我国人体器官捐献与移植事业高质量发展，我们制定了《人体捐献器官获取收

—1—

中国红十字会总会
中华人民共和国卫生部 文件

中红字〔2012〕39 号

中国红十字会总会　卫生部
关于进一步推进人体器官捐献工作的意见

各省(自治区、直辖市)红十字会、卫生厅(局)，新疆生产建设兵团红十字会、卫生局：

2010年3月，中国红十字会总会和卫生部共同启动了人体器官捐献试点工作。两年来，在各方的共同努力下，试点工作取得了明显成效，促进了我国人体器官捐献与移植事业的健康发展。为继续稳步推进此项工作，按照《中华人民共和国红十字会法》、《人体器官移植条例》、《中国人体器官捐献试点工作方案》要求，并结合试点工作实践，提出以下指导性意见。

一、指导思想
坚持以科学发展观为指导，以保护人的生命和健康为宗旨，

国家卫生计生委
公　　　安　　　部
交通运输部 文件
中国民用航空局
中国铁路总公司
中国红十字会总会

国卫医发〔2016〕18 号

关于建立人体捐献器官
转运绿色通道的通知

各省、自治区、直辖市卫生计生委(卫生局)，公安厅(局)、交通运输厅(委)，民航地区管理局，各铁路股份公司，各民航公司、民航地区空中交通管理局，运行监控中心、铁路总公司所属各单位，红十字会，新疆生产建设兵团卫生局、红十字会：

为贯彻落实器官获取分配效率、规范人体捐献器官转运工作，畅通人体捐献器官转运流程、减少器官浪费，经研究，现决定建立

—1—

72

开展提供政策保障，规范了人体捐献器官获取收费管理和财务管理，推进了人体器官捐献与移植工作，维护了人体器官捐献公益性，促进了人体器官捐献与移植事业高质量发展。

从社会层面，中央文明办在创建文明城市评选要求中，明确市民对捐献骨髓、器官等行为的认可率为50%。

2. 规范人体器官捐献、获取与分配

2010年，原国家卫生部出台《中国人体器官分配与共享基本原则和肝脏与肾脏移植核心政策》。2011年正式启用"中国人体器官分配与共享计算机系统（COTRS）"。2013年，国家卫生计生委出台《人体捐献器官获取与分配管理规定（试行）》《关于加强人体器官获取与分配工作管理的通知》，从宏观层面对器官获取与分配进行了框架设计，对捐献器官获取、分配进行了明确规定，规定所有遗体捐献器官必须通过COTRS，以保证人体器官获取与分配的法制化、规范化开展，完善了我国人体器官分配与共享工作，实现公平、公正、公开地分配器官，保障人民权利。

2018年，为适应心脏、肺脏移植高速发展的形势，国家卫生健康委对原2010版《中国人体器官分配与共享基本原则和肝脏与肾脏移植核心政策》进行修订，并在此基础上增加了心脏和肺脏分配的核心政策，形成《中国人体器官分配与共享基本原则和核心政策》，进一步保障器官公平分配，促进社会平等。

2019年，根据多年器官捐献与移植工作实践，对原规定进行修订，形成《人体捐献器官获取与分配管理规定》（国卫医发〔2019〕2号）（简称《规定》），明确了人体器官获取组织（OPO）的定义和管理责任，明确了OPO应独立于人体器官移植科室，省级卫生健康行政部门应当做好OPO设置规划，合理划分OPO服务区域，不得重叠，在满足需要

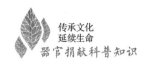

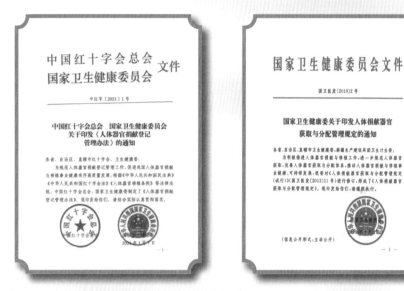

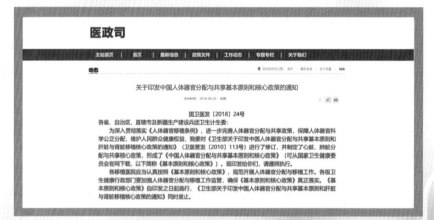

关于印发中国人体器官分配与共享基本原则和核心政策的通知的网页界面

的前提下减少OPO设置数量，逐渐成立全省统一的OPO。同时，强调在红十字会人体器官捐献协调员现场见证下获取捐献器官，不得在医疗机构以外实施捐献器官获取手术。《规定》要求OPO建立人体器官获取质量控制体系，对器官捐献工作进行全流程质量控制，包括建立标准流程、制定人体器官获取技术要求，以及记录分析评估相关数据等。

中国红十字总会牵头于 2011 年印发《人体器官捐献登记管理办法（试行）》，并于 2021 年进行修订完善，明确了捐献志愿登记渠道、捐献案例报告的流程与要求。

3. 加强捐献协调与移植医师队伍建设

在保障器官捐献与移植工作规范的同时，对从事捐献与移植工作的人员进行明确规范。

2011 年，中国红十字总会印发《人体器官捐献协调员管理办法（试行）》，初步明确了人体器官捐献协调员的资格条件、岗位职责以及组织管理等。2021 年，随着器官捐献工作的逐步深入，为适应器官捐献协调员更加规范管理，中国红十字总会与国家卫生健康委联合印发《人体器官捐献协调员管理办法》，进一步细化了对协调员的注册、退出机制以及表彰等，明确从事器官捐献协调工作人员应通过国家人体器官捐献管理中心组织的入职培训和考核，取得器官捐献协调员合格证书，并在国家管理中心备案。同年，中国人体器官捐献管理中心印发《优秀协调员评选表彰工作规范（试行）》，进一步激励带动协调员队伍职业素质

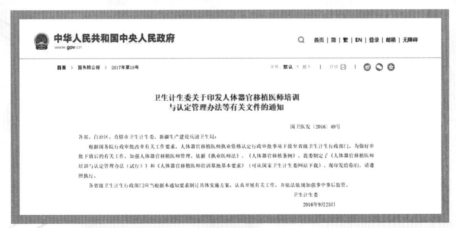

卫生计生委关于印发人体器官移植医师培训与认定管理办法等有关文件的通知的网页界面

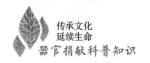

和业务水平的提升。

2016 年，原国家卫生计生委出台《人体器官移植医师培训与认定管理办法》，对移植医师的准入要求、培训、考核进行明确规定，在符合基本医师从业资格的基础上，要求从事人体器官移植的医师必须经过人体器官移植资质执业培训，培训考核合格后，经省级卫生行政部门认定，并在《医师执业证书》中注明。

## （三）我国器官捐献与移植的监管与质控

> 在器官捐献与移植法规政策的保障下，我国已建立了从国家、省级到院级完善的器官捐献与移植监管与质控体系。

在国家层面已建立了国家捐献与移植领域六大质控中心，包括肝脏移植质量控制中心、肾脏移植质量控制中心、心脏移植质量控制中心、

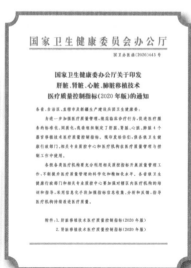
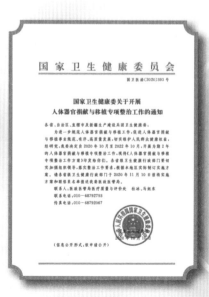

肺脏移植质量控制中心、人体捐献器官获取质量控制中心以及脑损伤评价质量控制中心,专门负责全国人体器官捐献与移植领域的质量控制。出台《人体器官获取组织基本要求和质量控制指标》《肝脏、肾脏、心脏、肺脏移植技术医疗质量控制指标(2020年版)》文件,明确了捐献与移植质控指标,并将此纳入三级医院评审。

从国家层面建立全流程器官捐献与移植数据监管平台,实现了从潜在捐献者发现、捐献评估、器官获取、器官分配、等待者注册、器官移植、受者术后随访的一整套数据监管系统,实现了捐献到移植的全过程可追溯管理。2010年,正式启用中国人体器官分配与共享计算机系统(COTRS),由人体器官捐献人登记及器官匹配系统、人体器官移植等待者预约名单系统以及卫生健康行政部门监管平台组成。要求所有捐献者与捐献器官、移植等待者必须全部录入系统,每一个捐献器官必须通过COTRS进行分配,任何机构和个人不得在COTRS外分配器官和接收器官。监管平台可以实时监控辖区内器官的捐献和分配情况,可在第一时间审阅相关合法性文件并实时监控,强制中断分配过程、超时不响应等违规过程。

同时,建立肝脏、肾脏、心脏、肺脏科学登记系统,要求每一例移

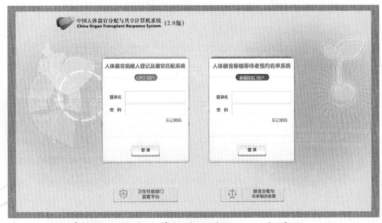

中国人体器官分配与共享计算机系统(COTRS)界面

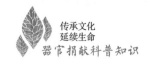

植手术患者都纳入科学登记系统进行随访与管理。移植手术结束后12小时内，将移植受者信息从COTRS等待者名单中移除，移除后受者信息自动与移植受者科学登记系统对接，要求移植手术结束后72小时内将受者移植信息录入移植受者科学注册系统。

通过大数据，全程监控OPO与移植医院器官的分配、接收、移植，准确监控每一个移植器官的来源和捐献器官去向等信息，确保每一例捐献、移植全程可溯源，及时发现和杜绝因器官分配不公、无序而导致的一系列违法移植和器官买卖行为。

2020年，国家卫生健康委启动为期两年的器官捐献与移植专项整治工作，打击器官捐献与移植领域的违法行为，净化了器官捐献与移植领域，建立健全和完善了器官捐献与移植的依法依规、科学规范的制度和工作体系及长效监管机制，保障了器官捐献与移植工作围绕"健康中国、人民生命至高无上"的宗旨和最大限度满足人民移植就医需求目标的高质量健康发展。通过不定期开展器官捐献与移植飞行检查，监督落实依法依规、科学规范开展器官捐献与移植工作。

中国人体器官分配与共享计算机系统
目的：建立合法器官获取与分配的溯源
覆盖范围：全国109家OPO与188家移植资质医院（118家肝脏移植中心、149家肾脏移植中心、76家心脏移植中心、60家肺脏移植中心）

中国器官移植科学登记系统
目的：建立合法的器官移植的溯源
覆盖范围：全国188家移植资质医院（118家肝脏移植中心、149家肾脏移植中心、76家心脏移植中心、60家肺脏移植中心）

中国器官获取与移植监测网络

非本院移植受者随访登记系统
覆盖范围：全国医疗机构

违法、违规器官获取与移植举报系统
全国医疗机构、媒体、公众

人体器官移植执业医师注册系统
覆盖范围：188家移植资质医院

中国器官获取与移植检测网络结构图

省级层面也已建立和完善了器官捐献与移植监督体系，主要包括：

①成立省级捐献与移植委员会，指导和协调全省人体器官捐献与移植管理工作。

②在国家相关制度的基础上，进一步完善各项工作规范，优化工作机制，明确 OPO 服务片区的划分，确保行政区域全覆盖。出台具体的捐献器官获取成本收费政策、协调员工作规范、捐献见证规范等，进一步从省级层面细化对 OPO 与移植的工作要求等。

③出台省级层面的工作要求，指导监督 OPO 与移植资质医院严格依法执业，定期召开器官移植工作会议，规范人体器官捐献与移植工作秩序。

④建立省级层面的捐献、移植与脑死亡评价质控中心，加强省级层面相关质控监督工作。

⑤将器官捐献与移植工作开展纳入《三级医院评审标准》，细化器官捐献、获取与移植评分细则，进一步提高器官捐献率。

⑥建立器官捐献与移植的工作监管机制，强化器官捐献与移植的监管，定期反馈各相关医院 COTRS 系统监管平台情况，建立异常数据和违规人员处罚机制。调整规范活体器官移植审核程序，严格逐例对供受双方关系的真实性等情况审核把关。

⑦细化器官移植医师与医疗机构资格认定准入条件，明确移植资质政务服务事项流程，建立移植医院准入退出管理，落实移植医师培训要求。

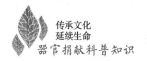
传承文化
延续生命
器官捐献科普知识

陕西省卫生健康委员会文件

陕卫医发〔2023〕74 号

关于印发《陕西省三级医院评审标准
实施细则（2023 年版）》的通知

各设区市、杨凌示范区、韩城市卫生健康委（局），委直委管
各医院：
　　为充分发挥医院评审工作在深化医药卫生体制改革、健全
现代医院管理制度、加强医院内部管理、提升医疗质量安全水
平等方面的导向作用，持续推动三级医院高质量发展。根据国
家卫生健康委《三级医院评审标准》及其实施细则（2020 年版
和 2022 年版），省卫生健康委组织制定了《陕西省三级医院评
审标准实施细则（2023 年版）》，现印发给你们，请遵照执行。

---

陕西省三级医院评审标准
实施细则
（2023 年版）

陕西省卫生健康委员会

| 指标编号 | 指标 | 计量单位 | 计算方法 | 指标定义 | 指标导向 | 数据来源 |
|---|---|---|---|---|---|---|
| 5.2 | 二、人体器官捐献、获取与移植技术（6 分） | | | | | |
| 5.2.1 | 向人体器官获取组织报送的潜在器官捐献者人数与院内死亡人数比 | 百分比（%） | 向人体器官获取组织报送的潜在器官捐献者人数比＝向人体器官获取组织报送的潜在器官捐献者人数 / 同期院内死亡人数 ×100% | 是指医疗机构向人体器官获取组织报送的潜在器官捐献者人数占同期院内死亡人数的比例 | 逐步提高 | 国家公立医院绩效考核病案首页数据（HQMS）、医院填报 |
| 5.2.2 | 实现器官捐献的人数与院内死亡人数比 | 百分比（%） | 实现器官捐献的人数与院内死亡人数比＝实现器官捐献的人数 / 同期院内死亡人数 ×100% | 是指医疗机构年度实现器官捐献的人数与院内死亡人数的比例 | 逐步提高 | 国家公立医院绩效考核病案首页数据（HQMS）、医院填报 |
| 5.2.3 | 人体器官获取组织质量控制指标 | | | | | |
| 5.2.3.1 | 器官捐献转化率 | 百分比（%） | 器官捐献转化率＝年度获取捐献者数量 / 同期潜在捐献者总数 ×100% | 是指在人体器官获取组织（OPO）服务区域内，年度完成获取的器官捐献者数量占潜在捐献者总数的比例 | 逐步提高 | 国家人体捐献器官获取质量控制中心 |
| 5.2.3.2 | 平均器官产出率 | 百分比（%） | 平均器官产出率＝年度获取并完成移植的器官数量 / 同期器官捐献者总数 ×100% | 是指在 OPO 服务区域内，年度获取并完成移植的器官数量与器官捐献者总数的比例 | 逐步提高 | 国家人体捐献器官获取质量控制中心 |
| 5.2.3.3 | 器官捐献分类占比 | 百分比（%） | （DBD/DCD/DBCD）占比＝年度（DBD/DCD/DBCD）数量 / 同期器官捐献者总数 ×100% | 是指脑死亡来源器官捐献者（DBD）、心死亡来源器官捐献者（DCD）、脑心双死亡来源器官捐献者（DBCD）数量分别占同期器官捐献者总数的比例 | DBD 占比逐步提高，DCD、DBCD 占比逐步降低 | 国家人体捐献器官获取质量控制中心 |

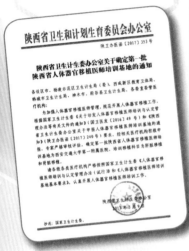
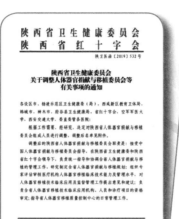
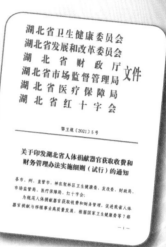

  院级层面包括对移植资质医院和 OPO 的监管与质控，主要围绕组织建设、制度建设以及工作机制三个层面。组织建设层面包括成立院级捐献与移植管理委员会，全面负责捐献与移植政策的制定与把控；成立器官移植伦理委员会，负责器官捐献与移植伦理的审核与监督；成立脑死亡判定专家委员会，全面负责脑死亡判定工作的督导、决策、培训以及质控等相关工作，进一步规范脑死亡判定工作；在医院医疗质控体系下，在医政职能监督下，建立由器官捐献到移植的全流程质控指标，全面推进捐献与移植全流程与环节的医疗质量控制。制定全流程捐献与移植相关工作规范，并对捐献与移植的实施实行全程监管，确保依法依规、科学规范。建立由医务牵头的多学科协作机制，保证捐献与移植各项工作的顺利实施；建立以目标为导向的评价机制，完善考核机制，促进捐献与移植质量的提升。

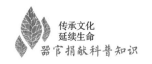

西安交通大学第一附属医院作为全国最大的器官捐献与移植中心之一，通过完善的制度建设，形成了以"文化传承、生命至上"为宗旨，依法依规为准则，以器官移植质量目标为导向，以科学规范、捐献环节、捐献技术及捐献结果为核心，以环节工作与质量领导与监控为手段，实现了由潜在捐献者发现、评估、捐献器官分配、获取保存到移植质量的全流程捐献与移植监督与质控体系。成立了全国首个器官捐献专业学科，推动OPO学科化建设，建立了政府主导、红十字会参与推动、OPO组织、学科协作、团队实施的组织体系，符合国家法律法规、政策、伦理和我国国情的依法依规、科学规范的器官捐献工作体系，学科领导下的评价捐献、协调获取、移植质量、支撑质控的队伍体系，标准流程下的疾病评估、死亡判定、协调维护、获取与分配的技术体系。建立了器官获取组织、各级捐献医院与移植学科协作融合的工作机制，实现了器官捐献专业化、OPO建设学科化、器官移植学科体系化的建设与发展，对我国器官捐献与移植事业发展具有引领与示范作用。

## （四）我国器官捐献与移植的技术规范与标准

2006年，原国家卫生部先后出台《人体器官移植技术临床应用管理暂行规定》《肝脏、肾脏、心脏、肺脏移植技术管理规范》，对移植医院进行技术准入审核，严格规范移植技术临床应用管理，进一步保证医疗质量和医疗安全。2020年，国家卫生健康委对原技术管理规范进行修订，形成《人体器官移植技术临床应用管理规范（2020年版）》，明确规定了医疗机构及其医务人员开展人体器官移植技术的基本要求，在原文件基础上增加了同种异体胰腺、小肠移植技术管理规范。

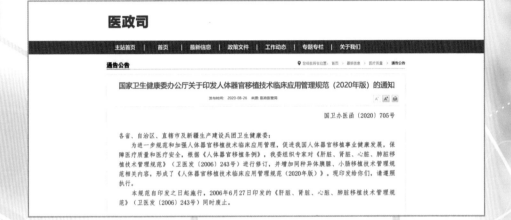

在国家卫生健康委员会的指导下，中华医学会器官移植学分会和中国医师协会器官移植医师分会组织制定了中国器官捐献与移植的技术规范与标准体系。2017 年、2020 年分别出版了《中国器官移植临床诊疗指南》《中国器官移植临床诊疗技术规范》，编写了《器官移植临床技术》教材。完成从捐献器官的评估与维护、捐献协调、器官获取、器官转运到器官移植以及移植术后处理等技术操作规范、指南与共识 200 多

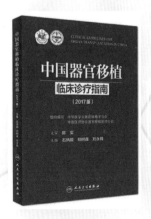
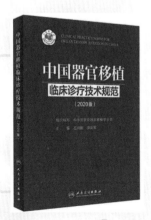

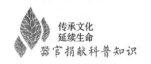
个，包括《活体器官移植操作规范》《器官获取技术规范》《移植受者感染诊疗技术规范》《器官移植术后并发症诊疗规范》《器官移植免疫抑制与排斥反应诊疗规范》《器官移植麻醉管理专家共识》《受者的选择与术前评估技术规范》《围手术期管理规范》《移植器官保护专家共识》《尸体器官捐献供体及器官评估和维护规范》《中国公民逝世后器官捐献流程和规范》《家属沟通专家共识》等。

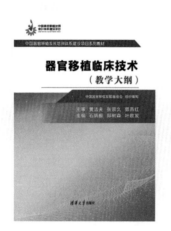
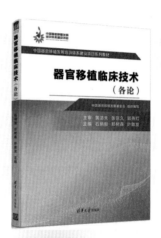

2023 年，基于我国临床实践，启动全面、系统的《中国器官移植临床诊疗指南》编写工作，拟定于 2024 年底完成编写。

从器官捐献与移植技术方面，不断探索与创新。建立符合中国实际和实践尸体器官捐献供体与器官质量评估的"中国标准"；创建国人的人类白细胞抗原（HLA）库、HLA 抗原高分辨和抗体检测技术平台技术等器官移植关键的"中国技术"。建立的肝癌治疗中国标准、乙肝肝移植临床经验得到国际认可；自体肝移植技术、"无缺血"器官移植技术实现国际领跑；血型不相容肾移植技术得到突破；单中心儿童肝移植、心脏移植临床服务能力居世界前列；器官保存与供体器官维护技术不断改进；创新开展了肝左静脉优先入路的腹腔镜左外叶供肝获取技术、"后半程无缺血"肝移植技术、伴门静脉癌栓肝癌肝移植技术、离体裁剪供肝右后叶肝移植技术、两个边缘供体给一个受体的单侧双肾移植技术、终末期新型冠状病毒性肺炎相关急性呼吸窘迫综合征患者肺移植技术、劈离异位肺叶移植等先进技术，助力我国器官移植事业立于世界领先地位。移植技术的发展也将服务更多的临床患者，挽救更多的生命，减轻患者的痛苦，改善患者的生活质量，提高健康水平，保障人民健康，推动健康中国建设。

在不断完善移植技术的同时，国家对捐献相关技术进一步规范，主要包括捐献分类实施标准、脑死亡判定标准。

国家卫生部于 2010 年启动我国心脏死亡捐献器官移植试点工作，公布了中国器官捐献分类标准（简称"中国标准"）。该标准将我国遗体器官捐献分为三类：中国一类（C- I），国际标准化脑死亡器官捐献（DBD），按照脑死亡判定技术操作规范，经过严格医学检查后，各项指标符合国内最新的脑死亡判定标准，由通过国家卫生健康委员会委托机构培训认证的脑死亡专家明确判定为脑死亡，家属完全理解并同意按脑死亡标准捐献和获取器官；中国二类（C- II），国际标准化心死亡器官捐献（DCD），即心脏停搏后的器官捐献；中国三类（C- III），中国过渡时期脑–心双死亡标准器官捐献（DBCD），即符合脑死亡标准，但由于脑死亡法律支持的缺位，且家属不能接受脑死亡下进行器官捐献，按DCD 程序施行捐献，即撤除生命支持，待心脏停搏后实施捐献。DBCD是基于我国实际情况，创新性提出的捐献类型。因 DBD 能够确保器官质量，保证移植效果，因此国家层面大力支持脑死亡下的器官捐献，将提高 DBD 比例纳入 OPO 质量指标。严格控制 DCD 比例，将 DCD 实施

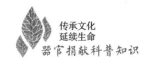
作为负向指标纳入 OPO 考核。目前，经过多年的实践，2023 年，我国 DBD 比例已达到 70.76%，处于国际领先水平。

为推动脑死亡判定工作规范的开展，建立行业标准，2012 年，国家卫生计生委建立全国脑损伤评价质控中心。2013 年脑损伤评价质控中心建立并发布了中国脑死亡判定行业标准——《脑死亡判定标准与技术规范（成人质控版）》。2014 年，正式推出《脑死亡判定标准与技术规范（儿童质控版）》。经过 5 年的临床实践，在参考国际相关标准的基础上，修订并完善了我国脑死亡判定标准，连续推出《中国成人脑死亡判定标准与操作规范（第二版）》《中国儿童脑死亡判定标准与操作规范》《脑死亡判定标准与操作规范：专家补充意见（2021）》《脑死亡判定实施与管理：专家指导意见（2021）》《脑死亡判定精细化质控管理规范（2022 版）》，进一步推动我国脑死亡判定工作规范、有序、健康发展。

# 五、器官捐献的宣传引导

器官来源短缺导致无法满足移植需求，究其原因，是大众对器官捐献缺乏科学的认识，因此广泛的器官捐献科普宣传，已成为当下最主要的工作。目前，全国已经形成的参与器官捐献宣传模式主要包括缅怀纪念活动、器官捐献宣传系列活动、6.11 中国器官捐献主题活动日、"生命接力 百城行动"以及捐献志愿服务月、宣传广告、典型宣传报道等。

## （一）缅怀纪念活动

人体器官捐献者选择在他们生命的终点捐献出自己的器官，用来挽救他人的生命，这样的人间大爱值得我们铭记和赞扬。为了缅怀人体器官捐献者，为捐献家属提供缅怀亲人的场所，在全社会弘扬人体器官捐献者无私奉献的高尚品格，全国各地已建设人体器官捐献者纪念园 200 余个。每年定期召开缅怀纪念活动，感谢他们为挽救他人生命大爱的奉献，为中国器官捐献和移植事业、医学事业发展做出的贡献。通过活动的组织，进一步弘扬人体器官捐献的大爱精神，激发更多人加入人体器官捐献这项崇高的事业中来，为挽救更多生命贡献力量。

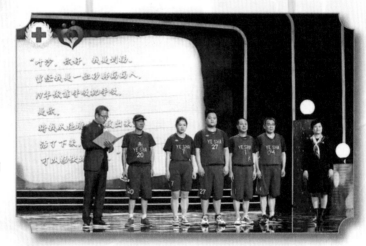

2023 年，在湖南长沙举办的全国人体器官捐献缅怀纪念活动现场

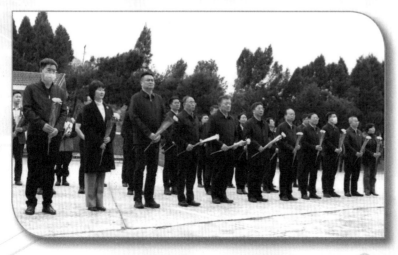

2023 年，中国红十字总会会长陈竺（左五）在长沙市凤凰山遗爱人间公益纪念陵园，向人体器官捐献者敬献鲜花

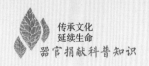

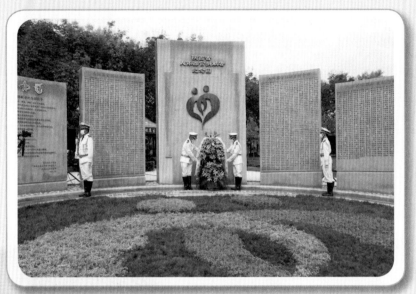

2022 年，陕西省人体器官捐献者纪念园开园仪式

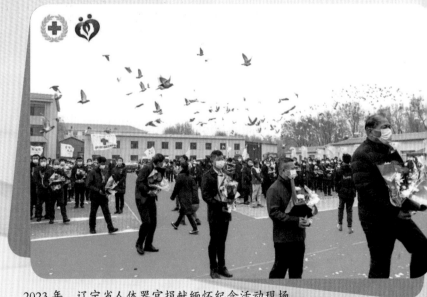

2023 年，辽宁省人体器官捐献缅怀纪念活动现场

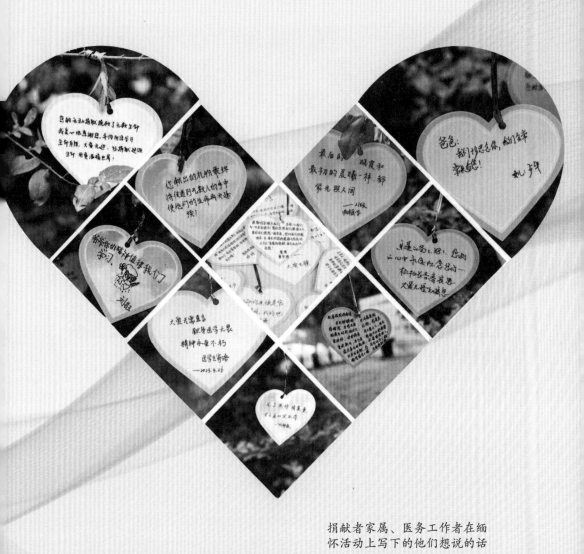

捐献者家属、医务工作者在缅
怀活动上写下的他们想说的话

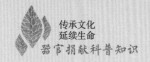

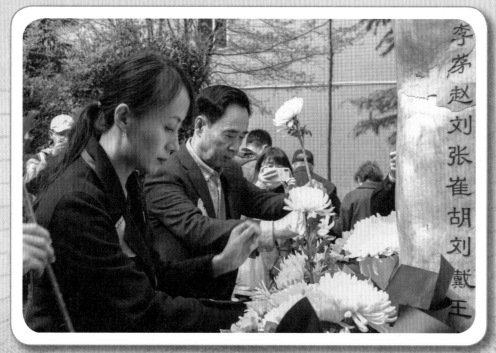

2023 年 3 月 26 日，在西安交通大学人体器官捐献者缅怀活动中，向捐献者纪念碑献花

## （二）器官捐献宣传活动

　　由中国人体器官捐献管理中心发起，每年组织开展人体器官捐献志愿服务月与器官捐献志愿登记宣传季活动，通过动员各级红十字会、人体器官捐献管理机构以及 OPO、眼库等单位，广泛开展人体器官捐献志愿服务与志愿宣传活动。成立人体器官捐献志愿服务队，通过开展宣传活动、捐献知识进基层（乡镇、社区、机关、事业单位、企业和高校活动）等，宣讲器官捐献知识。

## 进校园

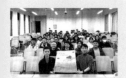
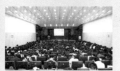
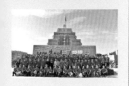

## 志愿服务队

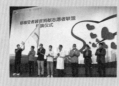
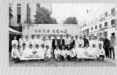
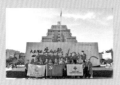

## 进基层

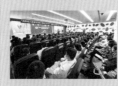
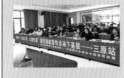
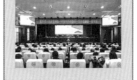

## 学术会宣讲

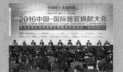
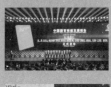
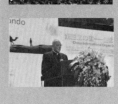

器官捐献宣传活动

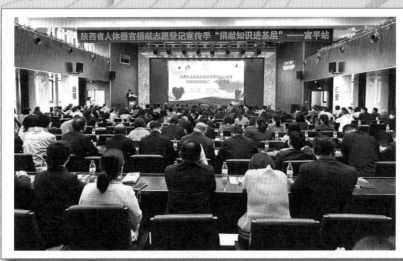

2023 年，陕西省器官捐献知识进基层活动——富平站

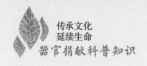

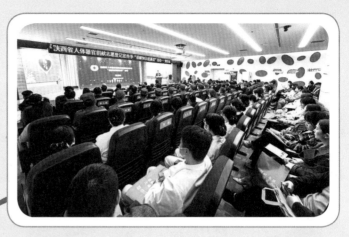

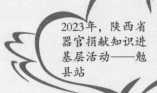

2023年，陕西省器官捐献知识进基层活动——勉县站

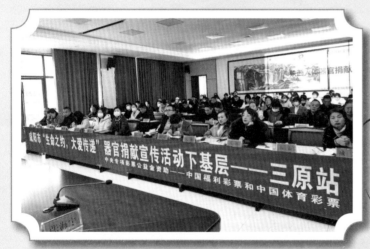

2023年，陕西省器官捐献知识进基层活动——三原站

2023年，陕西省器官捐献知识进基层活动——榆阳站

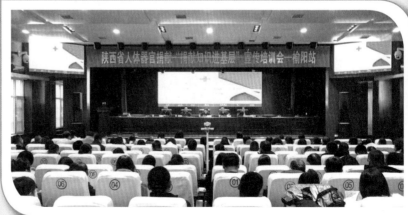

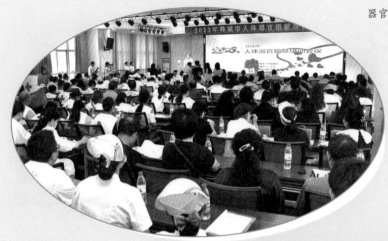

陕西省韩城市器官
捐献宣讲活动

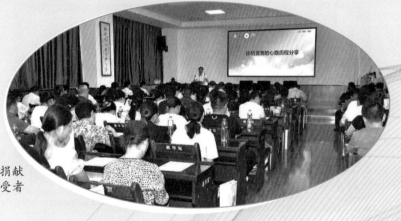

陕西省山阳县器官捐献
宣讲活动上，移植受者
心路历程分享

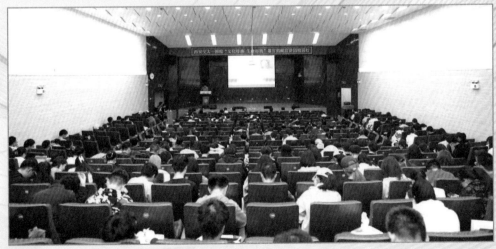

器官捐献知识宣讲走进西安交通大学医学部

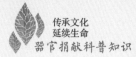

传承文化
延续生命
器官捐献科普知识

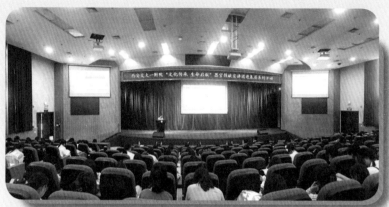

器官捐献知识宣讲走进西安医学院

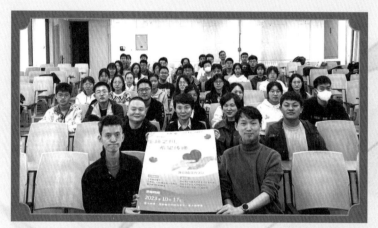

器官捐献知识宣讲走进西安电子科技大学

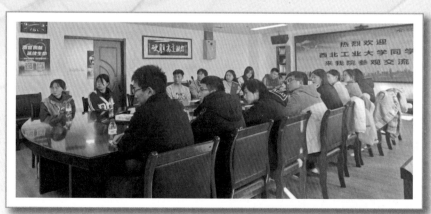

邀请西北工业大学学生参观西安交通大学第一附属医院 OPO

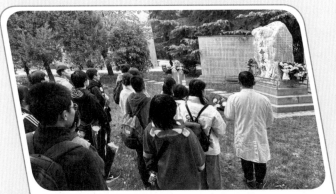

西北工业大学学生前往西安交通大学缅怀纪念园献花

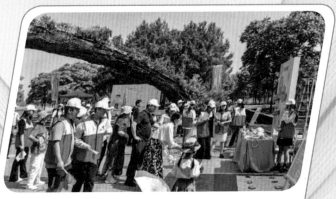

2023 年，湖北省人体器官捐献志愿服务月活动

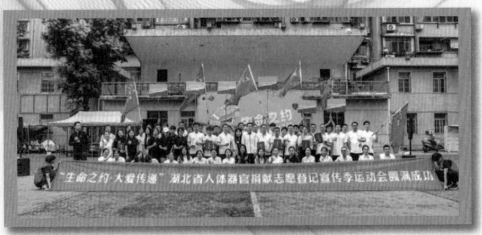

2024 年，湖北省举办人体器官捐献志愿登记宣传季运动会

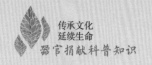
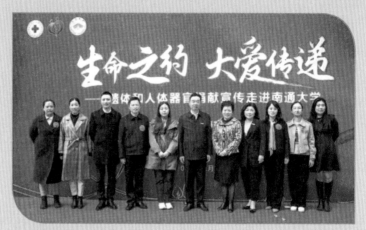

2023 年，江苏省南通市人体器官捐献宣传走进南通大学

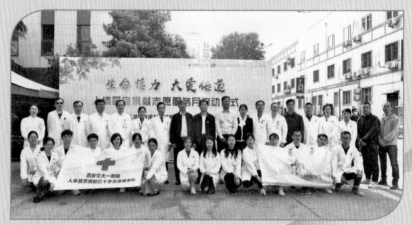

2023 年，西安交通大学第一附属医院成立人体器官捐献红十字志愿服务队

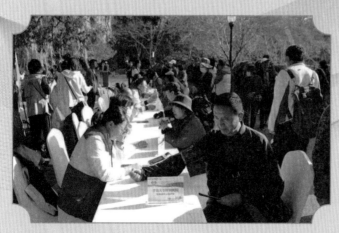

青岛市器官捐献爱心接
力健步行活动现场，各
医疗机构为市民义诊

## （三）6.11 中国器官捐献日主题宣传活动

2017 年 6 月 11 日，在北京举行的第六届中国移植运动会暨中国器官捐献日活动，社会各界人士、移植医院工作人员、医生及移植病友们共同参加，得到了广泛关注。在此之后，每年 6 月 11 日，由中国器官移植发展基金会联合社会各界举办"6.11 中国器官捐献日主题宣传活动"，意指：全社会共同努力，形成联结移植受者与捐献者两个生命的大爱桥梁。截至目前，在国家卫生健康委和中国红十字会的支持下，中国器官移植发展基金会牵头，已连续成功举办 7 届主题活动。活动得到全国 200 多家单位的同步宣传支持，各级行政机关、企事业单位、高校共青团、地方红十字会、医疗机构、航空公司、中国邮政、社会组织等多领域、多形式参与主题宣传，通过线上、线下不同活动形式，共同促进器官捐献理念的传播。

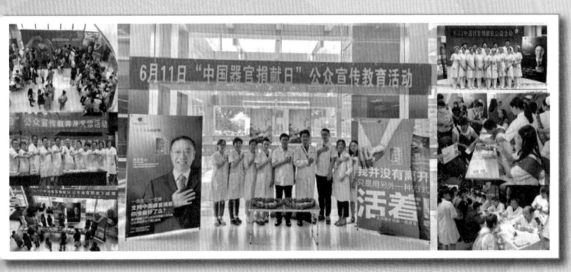

6.11 中国器官捐献日主题宣传活动

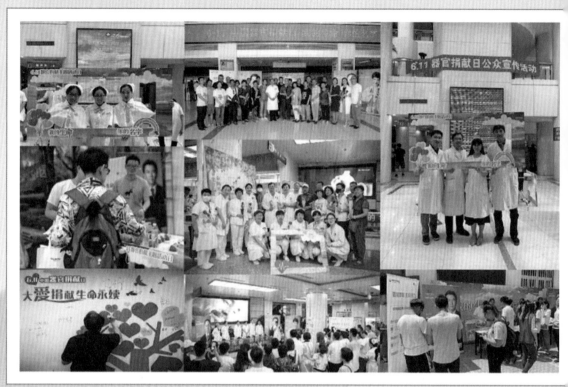

6.11 中国器官捐献日主题宣传活动

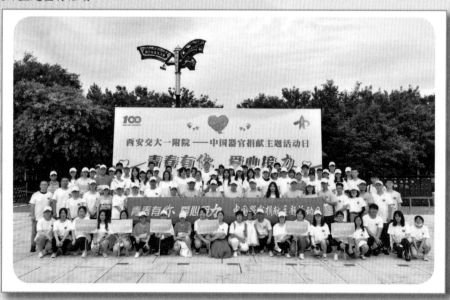

2022 年 6 月 9 日，西安交通大学第一附属医院组织器官捐献宣传主题活动

2023年6月11日，第7个"中国器官捐献日"主会场活动在复旦大学上海医学院成功举办。活动以"目有繁星，沐光而行"为主题，旨在希望社会各界共同参加，为推动器官捐献与移植事业发展而努力。活动还收到了来自世界移植协会等国际同行的问候和祝贺。他们肯定了中国器官捐献改革取得的成绩，并对中国器官移植事业未来发展取得新成绩表示期待。

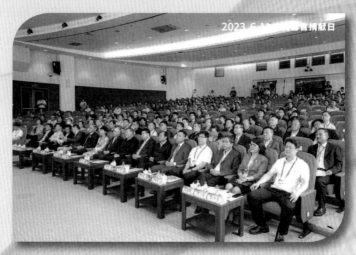

2023年6月11日，第7个"中国器官捐献日"主会场活动现场

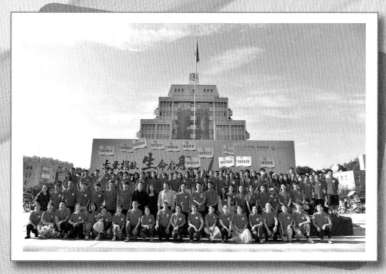

2023年6月8日，西安交通大学第一附属医院组织的器官捐献
主题宣传活动

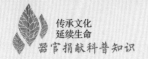
## （四）生命接力　百城行动

为广泛、多形式宣传器官捐献理念，营造器官捐献文化氛围，鼓励保障城市、器官捐献、器官移植的相关政策更加完善，协助提升城市居民人体器官捐献知识普及率，进一步推动城市精神文明建设工作，2023年3月，由中国器官移植发展基金会联合中国市长协会、北京爱尔公益基金会共同发起"生命接力 百城行动"项目，旨在以城市整体为单元，推动城市器官捐献与移植事业发展。截至2023年11月11日，项目已落地四川省遂宁市、浙江省宁波市、广东省深圳市、江西省赣州市于都县、湖南省洪江市、河南省开封市、辽宁省大连市、福建省泉州市、广东省中山市、湖北省荆州市、福建省厦门市，并举办了项目启动仪式。

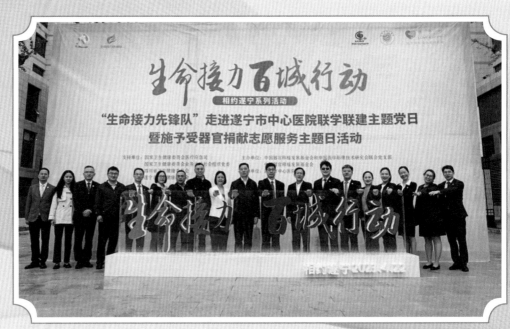

2023年4月22日，"生命接力 百城行动"活动走进遂宁市中心医院

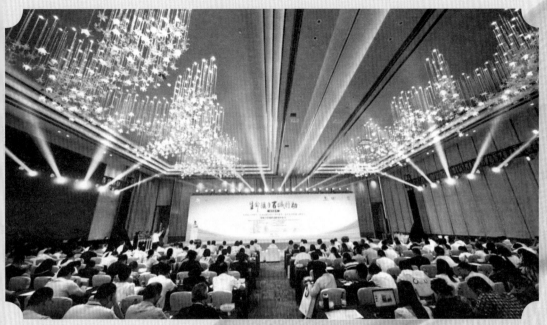

2023 年 8 月 20 日，"生命接力 百城行动"活动走进福建医科大学附属第二医院

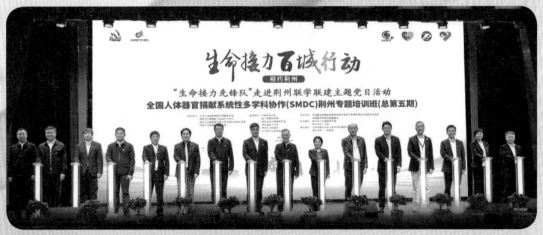

2023 年 10 月 28 日，"生命接力 百城行动"活动走进荆州市

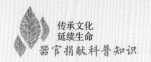

## （五）感人事迹宣传

　　器官捐献感人事迹传播是目前宣传最主要的手段之一，各级红十字会、人体器官捐献管理机构、中国器官移植发展基金会、全国各地 OPO 及新闻媒体等，通过各自平台，充分挖掘器官捐献中的感人事迹并进行宣传报道，弘扬人体器官捐献的大爱精神。此项工作也得到人民日报、新华社等众多官方媒体的关注与传播。

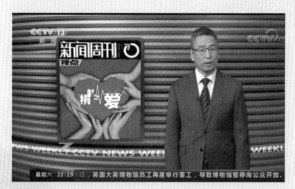
白岩松在"新闻周刊"栏目讲解器官捐献

"一个人的球队"叶沙的故事、"一个人的乐队"澳大利亚人菲利普的故事已经被大众广泛知晓。

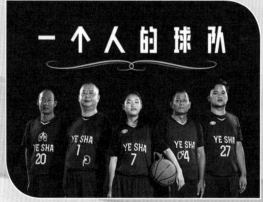
"一个人的球队"团队照片

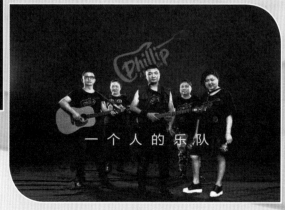
"一个人的乐队"团队照片

### 陕西27岁护士不幸离世，捐献器官挽救6人生命

中国人体器官捐献　2023-01-09 19:01

发表于北京

27岁的女护士，在生命临终之时，为这个世界送上了最后一份礼物。

王少华来自陕西渭南，是一名90后护士。2020年新冠肺炎疫情暴发的时候，她主动请缨、向险而行，救治了一个又一个患者。

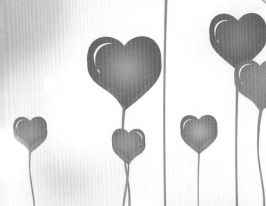

"中国人体器官捐献"公众号推送陕西省27岁护士捐献器官的故事

### 痛心！他走了，年仅6岁

人民日报　2023-11-06 10:58　发表于北京

🎧 10万+听过

10月30日，辽宁沈阳
在中国医科大学附属第一医院
一场大爱行动正在进行
6岁的小青哲离开了人间
但他捐出的
心脏、肝脏、肾脏、眼角膜
为5名患儿带去了新生

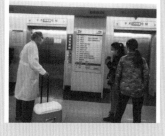

"人民日报"公众号推送6岁小青哲捐献器官的故事

### 邓兴燕，谢谢你来过

人民日报　2023-11-08 08:10　发表于北京

🎧 513人听过

11月5日，广西柳州
一场器官获取手术
在柳州市人民医院顺利完成
捐献者是柳州职业技术学院
建筑工程装饰专业
大三学生邓兴燕
今年刚满20周岁

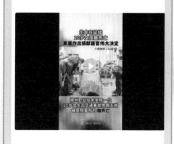

邓兴燕出生在桂林阳朔
家里并不富裕
她从小立志通过读书走出山村
给家人带来更好的生活

"人民日报"公众号推送广西邓兴燕捐献器官的故事

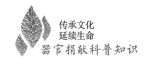

# （六）中国移植运动会

2004—2012年，由中华医学会器官移植学分会牵头，与各移植医院联合主办中国移植运动会，每两年一届，共举办了5届中国移植运动会。2017年起，该活动主办工作由中国器官移植发展基金会联合中国人体器官捐献管理中心共同承担。

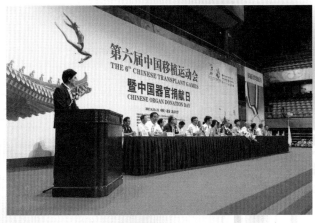

第六届中国移植运动会

运动会的举办主旨是缅怀器官捐献者人间大爱的崇高精神、唤起公众的器官捐献意识，并以生动的体育运动竞技形式向全社会展示器官移植的医学成就，树立器官移植受者康复和回归社会的信心。同时，展现器官移植受者健康向上的精神风貌，传播器官捐献理念，弘扬"生命接力、大爱永续"的社会正能量，积极为健康中国建设贡献力量。

2017年6月11日，第六届中国移植运动会在北京大学邱德拔体育馆举办，共设球类、田径、游泳等5大项目，吸引了来自全国27支省市代表队400多名器官移植康复者参加。

2019年9月8日，第七届中国移植运动会在西安交通大学（财经校区）举办，吸引了来自全国近600名器官移植康复者参与。

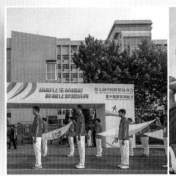
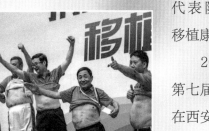

第七届中国移植运动会现场

## （七）公益宣传

器官捐献宣传广告作为宣传工作的一部分，目前已逐步在各个地区探索实施。中国人体器官捐献管理中心联合中央电视台推出"妈妈的心跳"公益广告，向大众展示"器官捐献，爱让心跳不止"荣获第三届全国公益广告大赛"金盏奖"。国家管理中心、省级器官捐献管理机构以及 OPO 推出各类器官捐献宣传视频，在医院内以及各类公共区域循环播放。同时，各地区探索在公共广场、公园、公交车站等公共区域位置搭建器官捐献宣传公益广告牌，在医疗机构摆放器官捐献宣传栏等。此外，还通过广泛设立公益广告牌，动员社会各界推动此项工作，营造全员参与器官捐献事业的氛围。

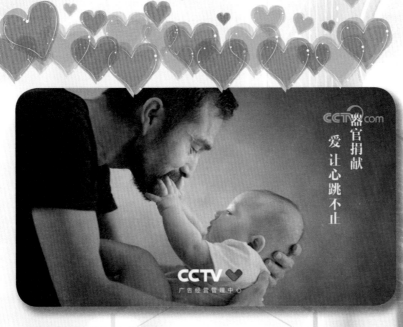

"妈妈的心跳"公益广告

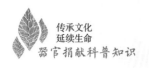
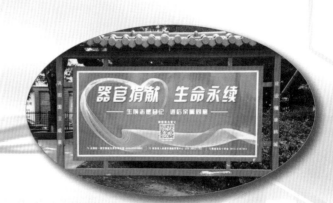

陕西省韩城市公园里
的器官捐献宣传广告

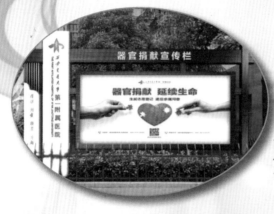

西安交通大学第一附
属医院门诊大厅外的
器官捐献宣传栏

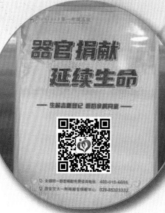

西安交通大学第一附属医
院院内电梯里的器官捐献
宣传海报

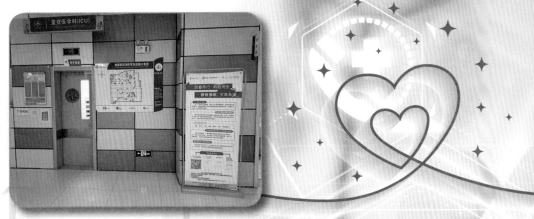

陕西勉县医院重症医学科
门口的器官捐献宣传展架

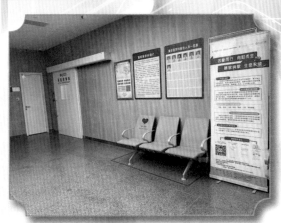

西安高新医院重症医学科
门口的器官捐献宣传展架

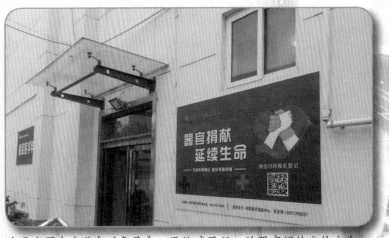

陕西省渭南市澄合矿务局中心医院病区门口的器官捐献宣传广告

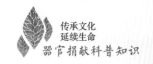

　　人体器官捐献是一项复杂的系统工程，虽然目前在器官捐献宣传方面已经做了一些工作，但我们要清晰认识到，器官捐献宣传远远不够，民众对器官捐献的认知仍然不足。需要充分发挥政府的主导作用以及红十字会的积极参与和推动，加强多部门联动，统筹用好各地各相关部门资源，积极动员社会力量，广泛组织各界参与，发挥社会组织、市场主体和公众人物的影响力，形成政府与社会协同推进的合力。通过创新工作方法，传统媒体与新媒体协同发力，将线上和线下贯通融合。聚焦党员干部、在校学生、医务人员等重点人群，不断提高宣传工作实效，起到先锋示范作用。将器官捐献与移植内容纳入教材、课程设置和教学过程中，营造器官捐献科普知识教育化、社会化的氛围。

　　人体器官捐献是挽救他人生命、弘扬人间大爱、服务医学发展、彰显社会文明的高尚事业，期待得到全社会的共同支持。每一位器官捐献者都值得我们铭记。积极参与其中成为志愿者一员，能够将有限的生命留在无限的世间。

爱出者爱返，福往者福来。

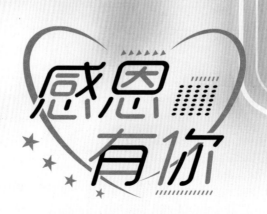

感恩有你

# 推荐阅读

[1] Carrel A. La technique operatoire des anastomoses vasculaires et la transplantation des visceres[J]. Lyon Med, 1902, 98:859–863.

[2] Hitchings GH, Elion GB, Falco EA, et al. Studies on analogs of purines and pyrimidines [J]. Annals of the New York Academy of Sciences, 1950,52（8）:1318–1335.

[3] Toledo-Pereyra LH, Toledo AH. 1954[J]. Journal of investigative surgery : the official journal of the Academy of Surgical Research, 2005,18（6）:285–290.

[4] Merrill JP, Murray JE, Hason JH. Successful homotransplantation of the human kidney between identical twins[J]. Journal of the American Medical Association, 1956,160（4）:277–282.

[5] Hatzinger M, Stastny M, Grützmacher P, et al. Die geschichte der nierentransplantation[J]. Der Urologe, 2016,55（10）:1353–1359.

[6] Starzl TE. History of clinical transplantation[J]. World Journal of Surgery, 2000,24（7）:759–782.

[7] Starzl T , Marchioro TL, von Kaulla KN, et al. Homotransplantation of the liver in humans[J]. Surg Gynecol Obstet, 1963,117:659–676.

[8] Starzl TE, Groth CG, Brettschneider L, et al. Orthotopic homotransplantation of the human liver[J]. Annals of Surgery, 1968,168（3）: 392–415.

[9] Colombo D, Ammirati E. Cyclosporine in transplantation—a history of converging timelines[J]. Journal of biological regulators and homeostatic agents, 2011,25（4）:493–504.

[10] Calne RY, Rolles K, Thiru S, et al. Cyclosporin a initially as the only immunosuppressant in 34 recipients of cadaveric organs: 32 kidneys, 2 pancreases, and 2 livers[J]. The Lancet, 1979,314（8151）:1033–1036.

[11] Starzl T E, Todo S, Tzakis A G, et al. Liver transplantation: An unfinished product[J]. 1989,21（1 Pt 2）:2197–2200.

[12] Iguidbashian J, Cotton J, King RW, et al. Survival following lung transplantation: A population-based nested case-control study[J]. Journal of Cardiac Surgery, 2022,37（5）:1153–1160.

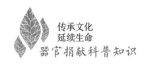
[13] Hamilton BCS, Dincheva GR, Matthay MA, et al. Improved survival after lung transplantation for adults requiring preoperative invasive mechanical ventilation: A national cohort study[J]. The Journal of Thoracic and Cardiovascular Surgery, 2020,160（5）:1385–1395.

[14] Belzer F, Ashby BS, Dunphy JE. 24-hour and 72-hour preservation of canine kidneys[J]. The Lancet, 1967,290（7515）:536–539.

[15] Collins GM, Bravo-Shugarman M, Terasaki PI. Kidney preservation for transportation:Initial perfusion and 30 hours' ice storage [J]. The Lancet, 1969,294（7632）:1219–1222.

[16] Southard JH, Belzer FO. Organ preservation[J]. Annual Review of Medicine, 1995,46（1）:235–247.

[17] McAnulty JF, Ploeg RJ, Southard JH, et al. Successful five-day perfusion preservation of the canine kidney[J]. Transplantation, 1989,41（1）:37–41.

[18] Hoffmann RM, Southard JH, Lutz M. Synthetic perfusate for kidney preservation its use in 72-Hour preservation of dog kidneys [J]. Arch Surg, 1983,118（8）:919–921.

[19] Wahlberg JA, Love R, Landegaard L, et al. 72-hour preservation of the canine pancreas [J]. Transplantation, 1987,43（1）:5–8.

[20] Ploeg RJ, Goossens D, McAnulty J F, et al. Successful 72-hour cold storage of dog kidneys with UW solution[J]. Transplantation, 1988,46（2）:191–196.

[21] Jamieson NV, Sundberg R, Lindell S, et al. Preservation of the canine liver for 24–48 hours using simple cold storage with UW solution[J]. Transplantation, 1988,46（4）:517–522.

[22] Collins GM, Bravo-Shugarman M, Terasaki PI. Kidney preservation for transportation: initial perfusion and 30 hours' ice storage[J]. The Lancet, 1969,294（7632）:1219–1222.

[23] Belzer FO, Glass NR, Sollinger HW, et al. A new perfusate for kidney preservation[J]. Transplantation, 1982,3（33）:322–323.

[24] Petrenko A, Carnevale M, Somov A, et al. Organ preservation into the 2020s: The era of dynamic intervention[J]. Transfusion Medicine and Hemotherapy, 2019,46（3）:151–172.

[25] Watson CJE, Dark JH. Organ transplantation: historical perspective and current practice[J]. British Journal of Anaesthesia, 2012,108:i29–i42.

[26] Lewis A, Koukoura A, Tsianos G, et al. Organ donation in the US and Europe: The supply vs demand imbalance[J]. Transplantation Reviews, 2021,35（2）:100585.

[27] Glazier AK. Organ donation and the principles of gift law[J]. Clinical Journal of the American Society of Nephrology, 2018,13（8）:1283–1284.

[28] Israni AK, Zaun DA, Gauntt K, et al. OPTN/SRTR 2021 annual data report: Deceased organ donation[J]. American Journal of Transplantation, 2023,23（2, Supplement 1）:S443–S474.

[29] Matesanz R, Domínguez-Gil B, Coll E, et al. Spanish experience as a leading country: what kind of measures were taken?[J]. Transplant international : official journal of the European Society for Organ Transplantation, 2011,24（4）:333–343.

[30] Matesanz R, Miranda B. Organ donation: the 'Spanish model' [J]. Transplantation proceedings,1996,28（1）:11.

[31] GIL-DíAZ C. Spain s record organ donations: Mining moral conviction[J]. Cambridge Quarterly of Healthcare Ethics, 2009,18（3）:256–261.

[32] Fabre J. Presumed consent for organ donation: a clinically unnecessary and corrupting influence in medicine and politics[J]. Clinical Medicine, 2014,14（6）:567–571.

[33] Jansen NE, Haase-Kromwijk BJJM, Van Leiden HA, et al. A plea for uniform European definitions for organ donor potential and family refusal rates [J]. Transplant International, 2009,22（11）:1064–1072.

[34] Price DPT. Legal framework governing deceased organ donation in the UK[J]. British Journal of Anaesthesia, 2012, 108: i68–i72.

[35] Jansen NE, Williment C, Haase-Kromwijk BJJM, et al. Changing to an opt out system for organ donation-reflections from England and Netherlands[J]. Ethical issues in organ donation and transplantation, 2022, 35: 10466.

[36] Rosenblum AM, Li AH, Roels L, et al. Worldwide variability in deceased organ donation registries[J]. Transplant International, 2012,25（8）:801–811.

[37] Curtis RMK, Manara AR, Madden S, et al. Validation of the factors influencing family consent for organ donation in the UK[J]. Anaesthesia, 2021,76

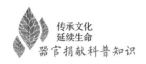
（12）:1625–1634.

[38] Hess R. Securing transplantation medicine. Duties of the German Foundation for Organ Transplantation（DSO）[J].Med Klin Intensivmed Notfmed, 2014,109（6）:403–407.

[39] Friedersdorff F, Putz J. Organ donation in Germany under the new legislation[J]. Der Urologe Ausg, 2020,59（1）:17–20.

[40] Rudge C, Matesanz R, Delmonico FL, et al. International practices of organ donation[J]. British Journal of Anaesthesia, 2012,108:i48–i55.

[41] De Georgia MA. History of brain death as death: 1968 to the present[J]. Journal of Critical Care, 2014,29（4）:673–678.

[42] A definition of irreversible coma. Report of the Ad Hoc Committee of the Harvard Medical School to examine the definition of brain death[J].JAMA,1968, 205（6）: 337–340.

[43] Giacomini M. A change of heart and a change of mind  technology and the redefinition of death in 1968 [J]. Soc Sci Med, 1997, 44（10）:1465–1482

[44] Youngner SJ, Arnold RM. Philosophical debates about the definition of death: who cares [J]. J Med Philos,2001,26（5）: 527–537.

[45] Veatch RM. Brain death: welcome definition-or dangerous judgement [J]. Hastings Cent Rep, 1972,2（5）:10–13.

[46] Shapiro HA. Brain death and organ transplantation [J]. J Forensic Med, 1968,15（3）:89–90.

[47] An appraisal of the criteria of cerebral death. A summary statement. A collaborative study [J]. JAMA, 1997, 237:982–986.

[48] Wijdicks EF. Determining brain death in adults. Neurology[J],1995,45（5）:1003–1011.

[49] Wijdicks EF, Varelas PN, Gronseth GS, et al. Evidence-based guideline update: determining brain death in adults: report of the Quality Standards Subcommittee of the American Academy of Neurology [J]. Neurology, 2010, 74（23）: 1911–1918.

[50] Citerio G, Murphy PG. Brain death: the European perspective [J]. Seminars in neurology, 2015, 35（2）:139–144. https://doi.org/10.1055/s–0035–1547533.

[51] Smith M. Brain death: the United Kingdom perspective [J]. Seminars in neurology, 2015, 35（2）:145–151.

[52] Greer DM,Shemie SD, Lewis A, et al. Determination of brain death/death by neurologic criteria: The world brain death project [J]. JAMA, 2020, 324（11）: 1078–1097.

[53] Ng K, Lo C. Liver transplantation in Asia: Past, present and future [J]. Ann Acad Med Singapore, 2009, 38（4）: 322–310.

[54] 刘永锋 . 中国心脏死亡器官捐献工作指南（第 2 版）[J]. 中华移植杂志（电子版），2012, 6（3）:221–224.

[55] 黄洁夫 , 焦兴元 , 邰强 , 等 . 公民身后器官捐献供体评估与维护 [M]. 北京：人民卫生出版社 , 2017.

[56] 洪俊岭 . 冲破藩篱 , 黄洁夫宣布停用死囚器官 [J]. 保健医苑 , 2019, 3:64.

[57] 黄伟 , 叶啟发 , 范晓礼 , 等 . 中国人体器官获取组织发展与建设历程 [J]. 武汉大学学报（医学版），2021, 42（2）:173–178.

[58] 黄洁夫 , 李焯辉 , 郭志勇 , 等 . 中国器官捐献的发展历程 [J]. 中华重症医学电子杂志（网络版），2017, 3（2）:81–84.

[59] 黄洁夫 . 中国器官捐献的发展历程与展望 [J]. 武汉大学学报（医学版），2016, 37（4）:517–522.

[60] 刘勇 , 黄焱 . 器官移植发展简史与现状 [J]. 中华医史杂志 , 2001, 31（1）:57–59.

[61] 器官移植发展史 [C]. // 中华医学会 2015 年器官移植年会论文集 , 2015:1–4.

[62] 薛武军 . 中国器官移植发展的必由之路——器官移植学科体系化、器官捐献专业化、OPO 建设学科化 [J]. 中华器官移植杂志 , 2023, 44（4）:193–196.

[63] 王海波 , 史赢 , 周稚烨 , 等 . 我国死亡器官捐献与分配工作建设的现状 [J]. 中华器官移植杂志 , 2021, 42（4）:195–196.

[64] 黄洁夫 . 器官捐献与移植事业的 "中国模式". 中华器官移植杂志, 2017, 38（3）:129–130.

[65] 国家卫生健康委员会脑损伤质控评价中心 , 中华医学会神经病学分会神经重症协作组 , 中国医师协会神经内科医师分会神经重症专业委员会 . 脑死亡判定实施与管理：专家指导意见（2021）[J]. 中华医学杂志 , 2021, 101

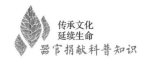

（23）:1766-1771.

[66] 国家卫生健康委员会脑损伤质控评价中心,中华医学会神经病学分会神经重症协作组,中国医师协会神经内科医师分会神经重症专业委员会.脑死亡判定标准与操作规范:专家补充意见（2021）[J].中华医学杂志,2021,101（23）:1758-1765.

[67] 宿英英,刘刚,钱素云,等.脑死亡判定精细化质控管理规范（2022版）[J].中国卫生质量管理,2022,29（12）:23-28.

[68] 国家卫生健康委员会脑损伤质控评价中心,中华医学会神经病学分会神经重症协作组,中国医师协会神经内科医师分会神经重症专业委员会.中国成人脑死亡判定标准与操作规范（第二版）[J].中华医学杂志,2019,99（17）:1288-1292.

[69] 国家卫生健康委员会脑损伤质控评价中心.中国儿童脑死亡判定标准与操作规范[J].中华儿科杂志,2019,57（5）:331-335.

[70] 中国器官移植发展基金会[EB/OL].http://www.cotdf.org.cn.

[71] 王海波,史赢,周稚烨,等.我国死亡器官捐献与分配工作建设的现状[J].中华器官移植杂志,2021,4:195-196.

[72] 李文,江文诗,周稚烨,等.中国器官获取与移植监测网络[J].中华移植杂志（电子版）,2012,6（1）:1-5.

# 第三章

# 遗体器官捐献的实施

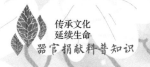

# 引言

　　我国于 2010 年起开展遗体器官捐献的试点，经过 3 年的探索和实践建立起了符合国际准则、社会伦理法则和中国国情及实际的器官捐献体系，2013 年开始在全国广泛开展。2015 年 1 月 1 日起，公民自愿捐献成为我国器官移植唯一合法的器官来源。截至 2023 年 12 月 31 日，我国实施公民逝世后器官捐献超过 5 万例，捐献大器官 15.3 万个，我国已成为全球第二捐献大国，志愿登记逝世后捐献器官的人数也已超过 660 万。虽然全国范围开展器官捐献已经 10 多年，但是大部分公民仍然不了解器官捐献，不知道什么是器官捐献。因为不了解，所以也没办法正常地表述捐献的意愿，致使我国器官捐献自愿登记人数仅占全国总人口的 0.44%。2023 年我国百万人口捐献率（PMP）仅为 4.56，远低于西方发达国家超过 40 的捐献率。为了促进这一奉献大爱、延续生命、促进社会文明进步和医疗卫生事业发展、促进健康中国建设的社会公益工作依法依规、科学规范、健康有序地开展，国家相继出台了一系列法律法规、政策规定和实施及管理办法。随着现代社会经济的发展，人类文明不断进步，中国式现代化不断推进，以及器官捐献大众科普知识的普及，我国必将有越来越多的人愿意加入器官捐献的志愿队伍。本章重点为大众普及器官捐献的具体实施方法。

# 一、器官捐献

## 器官捐献的定义

当一个人在死亡后，以自愿、无偿的方式，将其具有特定生理功能的心脏、肺脏、肝脏、肾脏、胰腺或者小肠等人体器官的全部或者部分用于移植的行为，称为"遗体器官捐献"。让逝者通过捐献具有活力的器官，移植到另一个等待挽救生命的患者身上，逝者的生命通过捐献器官的移植使器官功能衰竭患者获得新生，实现生命的延续。

当一个身体健康且具有完全民事行为能力的人，将自己的器官捐献给亲属用于移植，以挽救亲属生命，称为"活体器官捐献"。我国法律规定活体器官捐献者必须为完全民事行为能力人，捐献者与移植受者的关系限于配偶、直系血亲或者三代以内旁系血亲。活体器官捐献与移植受者为配偶关系的，需结婚3年以上或已育有子女。本书所涉及遗体器官捐献不包含活体器官捐献。

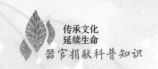
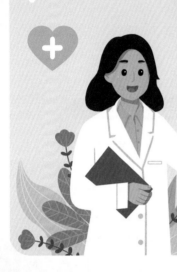

## 遗体器官捐献的意义

2023年10月20日，国务院常务会议审议通过《人体器官捐献和移植条例（修订草案）》。会议强调，人体器官捐献和移植是人间大爱善行，关系人民群众生命健康，关系生命伦理和社会公平，是国家医学发展和社会文明进步的重要标志。要坚持人民至上、生命至上，进一步规范人体器官捐献和移植，保证医疗质量，保障人体健康，维护公民合法权益，弘扬社会主义核心价值观。

（1）促进医学发展

遗体器官捐献是挽救垂危生命的有效手段。当人体器官功能衰竭到了终末期，器官移植可以为患者提供新的生命希望。通过遗体器官捐献，患者可以获得新的器官，重获健康和新生活的机会。这对于那些等待器官移植的患者来说，意义重大。通过研究和应用器官移植技术，医学界可以不断提高手术技术和改进治疗方法，以提升患者的生存率和生活质量。遗体器官捐献为医学研究各方面提供了宝贵的资源，例如，移植技术，器官维护、保存、修复技术，重症救治技术，脑损伤评价技术，医疗资源配置等，推动了医学科学的进步和创新。医学界可以提高器官移植手术的精确性和效果，为患者提供更好的医疗服务。捐献者的无私奉献为医学的发展做出了重要贡献，为社会的健康事业做出了积极贡献。

（2）彰显社会文明

遗体器官捐献是一种延续生命、拯救他人生命、推动医学事业发展、彰显社会文明的高尚行为，体现了人道、博爱和奉献的精神。器官捐献也彰显了个体对他人的关怀和无私奉献精神，展现了社会诚信和文明进步的态度。通过捐献自己的器官，捐献者传递出对生命的尊重和对社会责任的担当。他们的行为激励着更多人关注和支持器官捐献事业，促成了一种社会共识和价值观，为构建和谐社会、实现健康中国的目标贡献了自己的力量。

总之，遗体器官捐献不仅可以挽救垂危生命，推动医学科学的进步，还体现了人间大爱和社会文明的价值观。我们应该积极宣传和支持器官捐献，通过不断推动遗体器官捐献事业的发展，树立社会新风尚，促进社会文明进步，为更多的人带来生的希望，实现健康中国的目标。

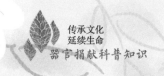

## 我国遗体器官捐献的原则

根据《人体器官捐献和移植条例》（以下简称《条例》），我国遗体器官捐献遵循自愿、无偿的原则。

"尊重遗体器官捐献人的意愿"这一原则，在《条例》中得到了充分的体现。《条例》明确规定，公民享有捐献或者不捐献其人体器官的权利；任何组织或者个人不得强迫、欺骗或者利诱他人捐献人体器官。

根据《条例》，捐献人体器官的公民应当具有完全民事行为能力。公民表示捐献其人体器官的意愿，应当采用书面形式，也可以订立遗嘱。公民对已经做出的捐献其人体器官的意愿，有权予以撤销。

《条例》规定，公民生前表示不同意捐献其人体器官的，任何组织或者个人不得捐献、摘取该公民的人体器官；公民生前未表示不同意捐献其人体器官的，该公民死亡后，其配偶、成年子女、父母可以以书面形式共同表示同意捐献该公民人体器官的意愿。

**自愿原则**

遗体器官捐献应当基于个人自愿，任何组织或个人不得强迫、欺骗或利诱他人捐献人体器官。遗体器官捐献之所以遵循自愿原则，是因为人体器官是珍贵的资源，涉及个体的身体权益和生命尊严，必须尊重个体的自主权和人权，保护捐献者的合法权益；只有在个人自愿的情况下，才能确保捐献者真正理解并同意捐献自己的器官，避免任何形式的强迫或剥夺个体利益行为。这体现了人道主义精神和社会公平正义的价值观，这也是推动器官捐献事业健康发展的基本原则。

遗体器官捐献应当是无偿的，反对任何以获得经济报酬为目的的器官捐献。遗体器官捐献遵循无偿原则的原因是多方面的。首先，无偿原则体现了尊重生命的无价性，生命无价，就像空气、阳光一样，它们不是通常意义上的商品，商品等价交换原则不适合这个领域。遗体器官捐献被视为一种生命的馈赠，使生命得以延续。这是人类至诚至爱、互帮互助的最高境界。其次，无偿原则是国际社会通行的法则，也是国际公认的医学伦理准则和世界卫生组织（WHO）关于人体器官移植的指导原则。无偿原则的实施可以避免人体器官买卖的风险，也能够保证捐献者的基本权益，这体现了人类之间互相帮助和互相关爱的精神，维护了人体器官移植的公平性和公正性。

国际通用法则中还体现了双盲原则：遗体器官捐献的双盲原则是指在遗体器官捐献过程中，捐献者和受体之间不知道彼此的任何信息。双盲原则在国际上被广泛采用，并且在我国也是现行政策。根据这一原则，捐献者和受体的个人信息是保密的，他们不会知道对方的身份、背景或其他相关信息。这样做的目的是防止器官买卖行为的发生，同时保护捐献者和受体的隐私权益。双盲原则的实施可以避免捐献者和受体之间产生不必要的联系和压力。例如，如果捐献者和受体之间相互认识，可能会导致受体在术后感到压力，或者捐献者在术后期望得到某种回报。通过实施双盲原则，可以减轻双方的精神压力，确保捐献行为的纯粹性和

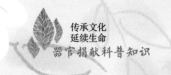
无偿性，同时维护遗体器官捐献的公正性和可靠性。

总之，我国遗体器官捐献的原则是自愿、无偿，并且捐献意愿应当以书面形式表达。

## 遗体器官捐献者的基本条件

按照我国遗体器官捐献的实施标准，遗体器官捐献者的基本条件主要有：

（1）个人身份明确，家庭关系清晰。首先要核实捐献者的个人身份，与潜在捐献者的家属进行沟通，核实其身份与亲属关系，再核准亲属，家属可以提供相关的身份证明文件或其他证据来证明他们与潜在捐献者的关系。在决定捐献后，需要填写捐献者《人体器官捐献志愿登记表》。在登记过程中，捐献者需要详细填写个人信息，包括姓名、年龄、性别、身份证号码、联系方式等，并明确表达器官捐献的意愿。此外，还需要提供家庭成员的联系方式，并由家庭成员或近亲亲属签字确认。在器官捐献的过程中，家庭成员的同意是非常重要的。如果家庭成员中有任何一人反对，那么就不能进行器官捐献。这也是为了确保捐献者的决定能够得到尊重，同时避免可能对家庭成员产生不必要的压力和困扰。明确的个人身份和清晰的家庭关系不仅对器官捐献是必要的，也是对捐献者和家庭成员的尊重和保护。有以下情况不予考虑：在被拘捕或羁留于政府部门期间死亡、在精神病院内发生的死亡个案、死亡原因需要公安部门进一步调查等。

（2）年龄。由于器官本身的衰老，器官捐献者一般不超过75岁，但是目前的观点认为年龄并不是器官捐献的限制因素，要结合患者的身体状况和既往病史而定。目前肾脏捐献没有年龄上限，既往曾有报道过供者年龄89岁的肾脏成功进行移植的案例。但是不可否认的是来自高龄供者的捐献肾脏，受者术后长期的生存率相对于接受年轻捐献者的受者明显降低。另一方面，因为高龄本身更容易合并慢性疾病（如高血压、糖尿病等），因此有效的肾单位逐渐丢失，故而对高龄捐献者肾功能的评价不仅仅靠血肌酐，我们推荐此类患者进行肌酐清除率的测定，同时结合肾脏大体外观进行判定，必要时可进行病理检查进一步评估。所以随着移植技术的提高，供体维护水平的不断提升，年龄已经不是绝对的限制。

（3）无人类免疫缺陷病毒（HIV）感染（艾滋病）。

（4）无狂犬病毒的感染。

（5）无药物滥用，无静脉注射毒品，无同性恋/双性恋等高危活动。

（6）无恶性肿瘤病史，但部分中枢神经系统肿瘤（主要指低中度危险原发肿瘤）和一些早期的恶性肿瘤在经过成功的治疗后可以考虑。

（7）无活动性、未经治疗的全身性细菌、病毒或真菌感染。

（8）捐献的器官功能基本正常。捐献的器官功能是否基本正常、能否最终捐献，需要由医学专家进行评估。一般来说，血流动力学和生命体征相对稳定，有关的器官或组织功能良好，没有患艾滋病或其他严重传染病，没有癌症（除原发性脑肿瘤）者，一般都可以捐献器官。

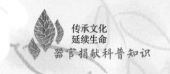

以上标准为初步纳入标准并非排除标准，随着供体的维护、移植技术及术后管理的不断进步，其标准范围已在不断地扩大（如年龄及相对的血流动力学状态），需要对潜在捐献者实行个体化评估和筛选。

## 遗体器官捐献协调员

遗体器官捐献协调员从红十字会和医疗机构的志愿者中选出。他们负责在遗体器官捐献的过程中协调、沟通和见证，包括联系捐献者家属，进行心理疏导，协助处理法律相关事项等，以及见证家属捐献意愿表达与文件签署和捐献器官获取等。

## 协调员的主要工作职责包括:

遵守中国的法律法规和道德规范，志愿提供人道服务；遵循红十字运动宗旨，弘扬"人道、博爱、奉献"精神，积极参与遗体器官捐献活动和服务；主动学习、掌握和传播遗体器官捐献知识，推动捐献者及家属对遗体器官捐献的了解与认同；见证家属捐献意愿表达与文件签署和捐献器官获取；履行服务承诺，自觉维护协调员组织和协调员形象；保护器官捐献活动的信息、捐献者的隐私和合法权益；接受协调员组织的管理并执行其相关规定；不得以协调员身份从事营利活动或做出其他违背法律及社会公德的行为。

遗体器官捐献协调员是一份非常重要的职业，他们在生与死之间架起了一座桥梁，帮助实现了捐献者生前的愿望，同时也为等待器官移植的患者带来了生的希望。

## 遗体器官捐献的种类

遗体器官捐献的种类包括器官捐献、组织捐献和细胞捐献。

器官捐献中，主要捐献的器官是肝脏、肾脏、心脏、肺脏、胰腺和小肠。这主要是因为这些器官在人体中的功能非常关键，且在医学技术日益发展的今天，这些器官的移植技术也相对成熟，因此被优先考虑捐献。

**肝脏**

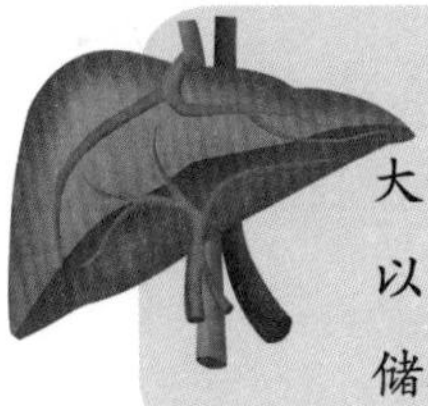

肝脏是人体最大的消化腺，参与了人体的大部分代谢过程，如蛋白质、糖、脂肪的代谢，以及维生素和激素的生产等。此外，肝脏还负责储存和分解铁，帮助人体制造红细胞。

**肾脏**

肾脏是人体的主要排泄器官，负责过滤血液中的废物和多余水分，形成尿液，并将其排出体外。此外，肾脏还参与了人体的水盐平衡和血压调节。

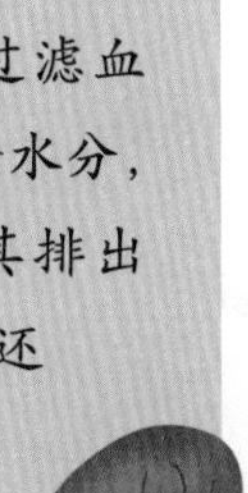

**心脏**

心脏是人体的泵血器官，通过不断地搏动将氧气和营养输送到全身各个组织和器官，同时将二氧化碳和废物带回心脏，然后通过血液将其送至肺部排出体外。

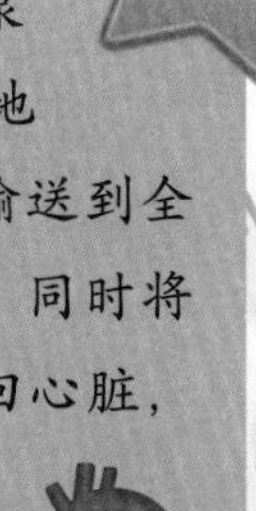

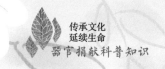

传承文化
延续生命
器官捐献科普知识

**肺脏**

肺负责呼吸，是人体呼吸系统的主要器官。肺部主要负责氧气的吸入和二氧化碳的排出。

**胰腺**

胰腺是人体重要的内分泌腺，主要负责分泌胰岛素和胰高血糖素，调节血糖水平。

**小肠**

小肠是人体的主要消化器官，主要负责对食物进行消化和吸收。

　　这些器官的捐献可以挽救许多生命，并且随着现代医学技术的发展，这些器官的移植技术已经非常成熟。

**组织捐献：**

包括眼角膜、血管、皮肤、骨骼、肌腱、神经等。

**细胞捐献：**

从一个健康人的体内提取有活力的细胞群，输入需要救助的人体内。临床上最典型的就是捐赠骨髓。

　　眼角膜捐献可以帮助治疗角膜病失明患者。血管、骨骼、肌腱和神经等组织可以用于医学教学和科学研究。这些组织的捐献都可以帮助需要救助的人，是一种无私奉献的行为。

　　此外，捐献遗体可以用于医学教学和医学科学研究。

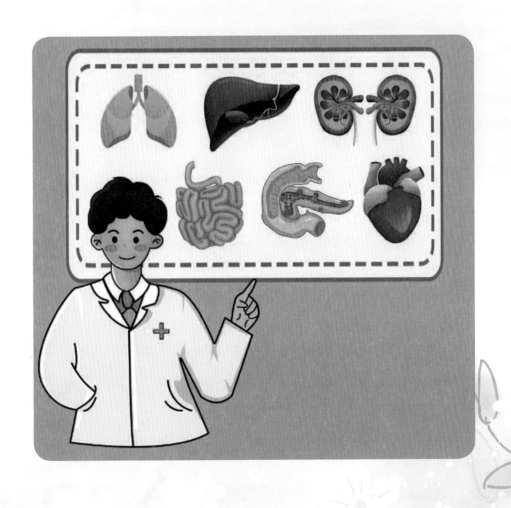

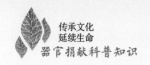

# 二、如何实现遗体器官捐献

## （一）遗体器官捐献意愿

捐献意愿是指个人在生前对自己的遗体、器官和其他可用于医学研究的身体部位，做出无偿捐献的决定。这是一种高尚无私的行为，对医学事业的发展和医学人才的培养起着重要作用。

捐献意愿的表达并不意味着一定能实现捐献。能否真正实现捐献，在公民逝世后，经严格医学评估，并征得家属的同意后，才能进行。捐献意愿的实践对于医学研究和医学教育同样也至关重要。

器官捐献是一个非常有意义的行为，它可以帮助终末期器官衰竭的患者重获生命，也有利于医学研究和教育的发展。如果您有捐献意愿，可以进行登记，并和家人分享这个意愿，以便在逝世后，他们可以帮助您完成捐献。

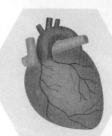

国家鼓励遗体器官捐献，公民可以通过中国红十字总会建立的登记服务系统表达捐献其遗体器官的意愿。表述志愿捐献意愿的具体方式如下：

a. 捐献志愿登记。

b. 完全民事行为能力人愿意逝世后无偿捐献人体器官的，生前可通过以下渠道进行志愿登记，其逝世后经亲属同意进行人体器官捐献。禁止未满18周岁人登记。

 通过官方公益广告二维码进行登记

a. 用微信扫描公益广告二维码。

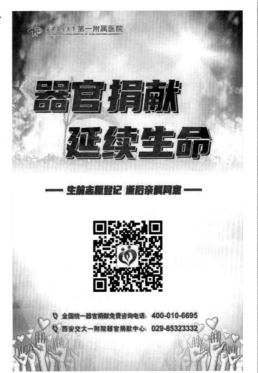

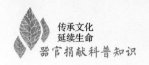

**b. 阅读登记须知。**

**c. 填报信息。**

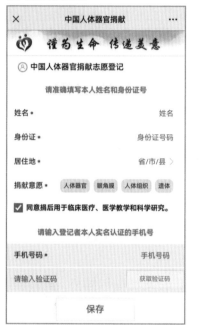

**d. 生成电子版人体器官捐献志愿登记卡。**

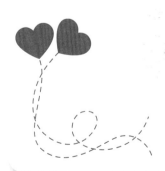

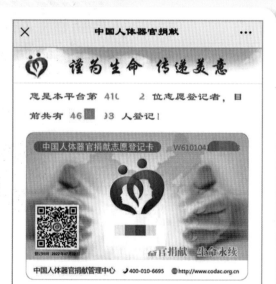

## 通过"中国人体器官捐献管理中心"网站进行登记
（www.codac.org.cn）

### a. 搜索"中国人体器官捐献管理中心"或 www.codac.org.cn。

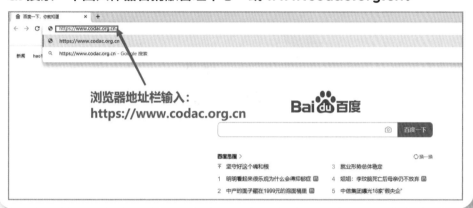

浏览器地址栏输入：
**https://www.codac.org.cn**

### b. 点击"我要登记"。

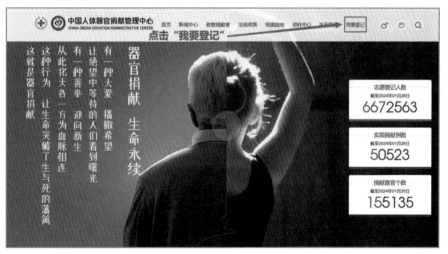

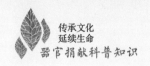

## c. 选择"志愿登记"。

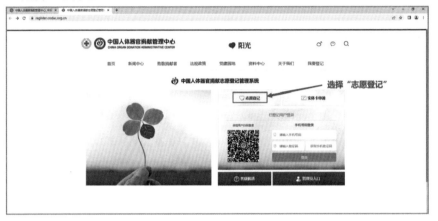

## d. 阅读登记须知。

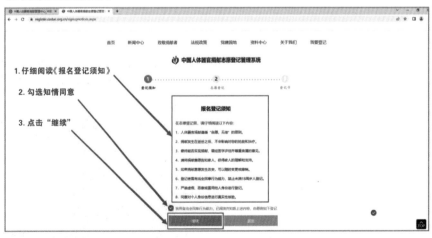

**e.** 填报信息。

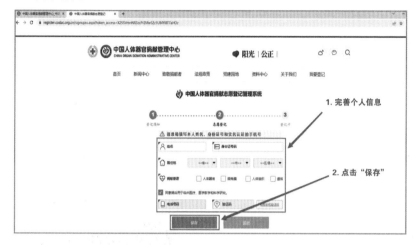

**f.** 生成电子版人体器官捐献志愿登记卡。

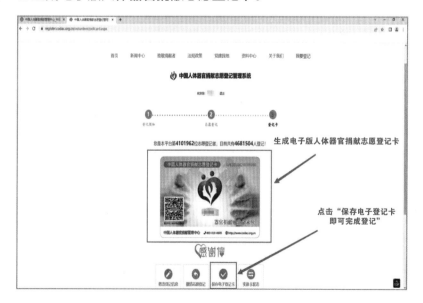

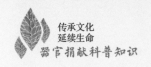

## 通过"中国人体器官捐献"微信公众号进行登记

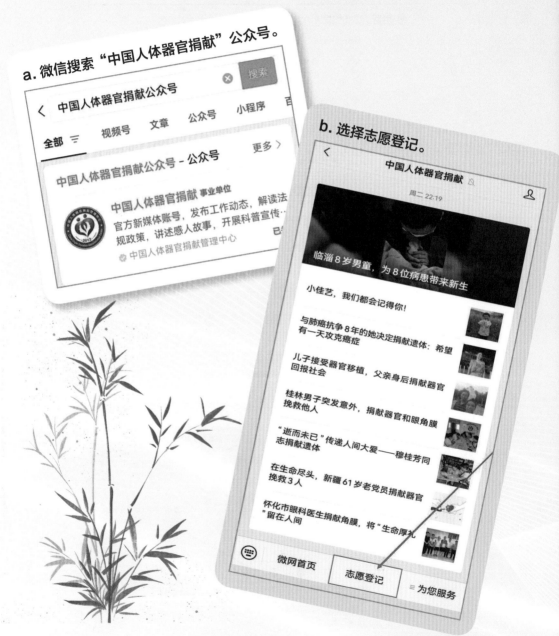

a. 微信搜索"中国人体器官捐献"公众号。

b. 选择志愿登记。

**c. 阅读登记须知。**

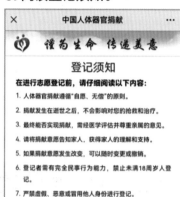

**d. 填报信息。**

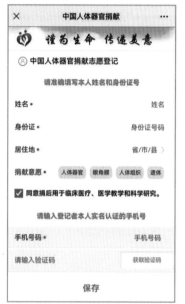

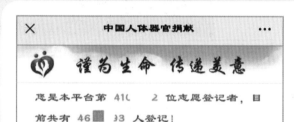

**e. 生成电子版人体器官捐献志愿登记卡。**

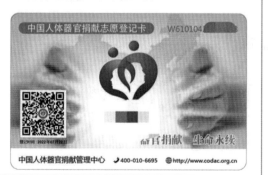

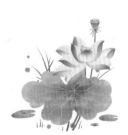

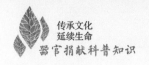

## 通过"中国人体器官捐献"支付宝小程序进行登记

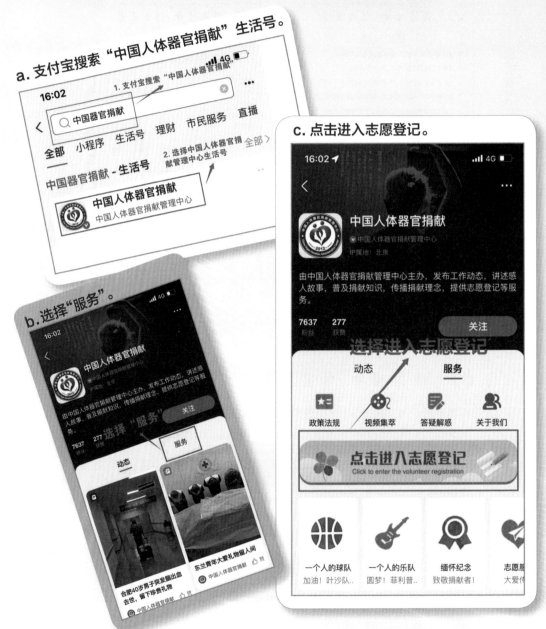

a. 支付宝搜索"中国人体器官捐献"生活号。

b. 选择"服务"。

c. 点击进入志愿登记。

**d. 阅读登记须知。**

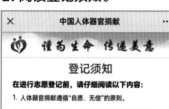

| 中国人体器官捐献 |
| --- |

谨为生命 传递美意

**登记须知**

在进行志愿登记前，请仔细阅读以下内容：

1. 人体器官捐献遵循"自愿、无偿"的原则。
2. 捐献发生在逝世之后，不会影响对您的抢救和治疗。
3. 是最终能否实现捐献，需经医学评估并尊重亲属的意见。
4. 请将捐献意愿告知家人，获得家人的理解和支持。
5. 如果捐献意愿发生改变，可以随时变更或撤销。
6. 登记者需有完全民事行为能力，禁止未满18周岁人登记。
7. 严禁虚假、恶意或冒用他人身份进行登记。
8. 同意对个人身份信息进行真实性核验。
9. 办理遗体捐献志愿登记的，请与所在地省级机构联系，了解具体登记流程。

☑ 我具备完全民事行为能力，已阅读并知悉上述内容，自愿做如下登记：

我要登记

**e. 填报信息。**

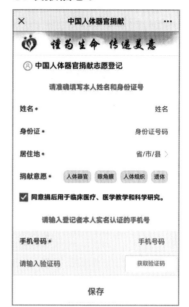

| 中国人体器官捐献 |
| --- |

谨为生命 传递美意

中国人体器官捐献志愿登记

请准确填写本人姓名和身份证号

姓名 *          姓名

身份证 *        身份证号码

居住地 *        省/市/县 〉

捐献意愿    人体器官  眼角膜  人体组织  遗体

☑ 同意捐后用于临床医疗、医学教学和科学研究。

请输入登记者本人实名认证的手机号

手机号码 *      手机号码

请输入验证码              获取验证码

保存

**f. 生成电子版人体器官捐献志愿登记卡。**

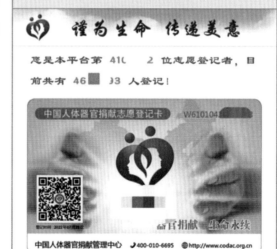

| 中国人体器官捐献 |
| --- |

谨为生命 传递美意

您是本平台第 41C ▮ 2 位志愿登记者，目前共有 46▮▮3 人登记！

中国人体器官捐献志愿登记卡    W610104▮▮

器官捐献 生命永续

中国人体器官捐献管理中心  📞400-010-6695  🌐http://www.codac.org.cn

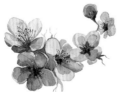

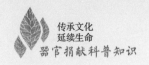

传承文化
延续生命
器官捐献科普知识

**5** 赴当地红十字会器官捐献管理机构或登记站进行书面登记

 中国人体器官捐献
CHINA ORGAN DONATION                          编号：＿＿＿＿＿＿＿

## 人体器官捐献志愿登记表

**在志愿登记前，请仔细阅读以下内容：**

1. 人体器官捐献遵循"自愿、无偿"的原则。
2. 捐献发生在逝世之后，不会影响对您的抢救和治疗。
3. 最终能否实现捐献，需经医学评估并尊重亲属的意见。
4. 请将捐献意愿告知家人，获得家人的理解和支持。
5. 如果捐献意愿发生改变，可以随时变更或撤销。
6. 登记者需有完全民事行为能力，禁止未满18周岁人登记。
7. 严禁虚假、恶意或冒用他人身份进行登记。

□我具备完全民事行为能力，已阅读并知悉上述内容，自愿做如下登记：

**本人基本信息：**

姓名：＿＿＿＿＿＿　　联系电话：＿＿＿＿＿＿＿＿＿＿＿

（身份证/护照）号码：＿＿＿＿＿＿＿＿＿＿＿＿＿＿＿＿

居住地：＿＿＿＿＿省(区/市)＿＿＿＿市(州)＿＿＿＿县(市/区)

**我志愿捐献：**

人体器官□　　　眼角膜□　　人体组织□　　遗体□

□同意上述所捐用于临床医疗、医学教学和科学研究。

志愿登记者签字：＿＿＿＿＿＿＿＿＿
＿＿＿＿年＿＿月＿＿日

**中国人体器官捐献管理中心 印制**

所有登记信息都要录入"中国人体器官捐献志愿登记管理系统"。

138

通过中国人体器官捐献管理中心授权单位或组织进行登记

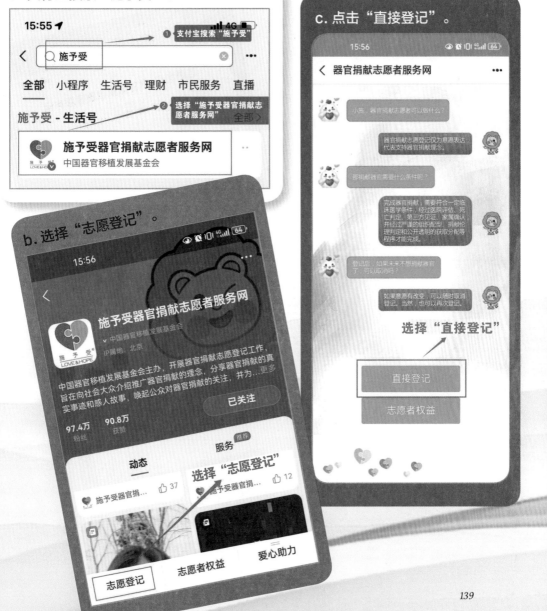

**a. 支付宝搜索"施予受"。**

**b. 选择"志愿登记"。**

**c. 点击"直接登记"。**

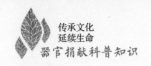
传承文化
延续生命
器官捐献科普知识

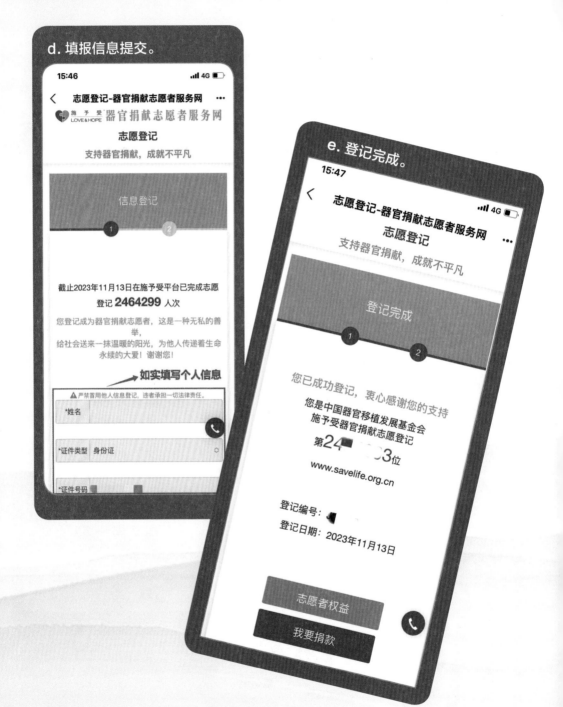

d. 填报信息提交。

e. 登记完成。

140

公民生前未表示不同意捐献其器官的，可在逝世后由其配偶、成年子女、父母达成一致意见，共同或委托代表以书面形式表示同意人体器官捐献。

**捐献意愿改变：**
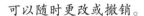

可以随时更改或撤销。

捐献器官是一项自愿行为，不得强制，因此如果公民登记后捐献意愿发生改变，有权随时变更或撤销捐献登记。中国人体器官捐献管理中心的官方网站提供在线登记系统，公民可以通过该系统随时修改或取消捐献意愿。

## （二）潜在捐献者

潜在捐献者是指那些可能成为捐献者的人。对于器官捐献，潜在捐献者通常是指那些脑外伤或脑出血等严重颅脑损伤或疾病的患者，患者处于深昏迷、无自主呼吸、呼吸机辅助呼吸、各种神经反射消失，或因其他严重疾病只能靠呼吸机等生命辅助措施维持生命体征。经主管医生组织讨论认为患者处于生命不可逆状态，经脑损伤评价及判定，符合脑

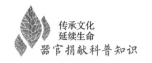

死亡；或是患者处于生命不可挽救，格拉斯哥评分低于 5 分，疑似临床脑死亡，会突发心脏停搏的患者。

## （三）捐献程序

医学评估是遗体器官捐献工作的基础环节，亲属捐献意愿确认是关键环节，《捐献亲属确认登记表》等相关合法性文件签署等是必要程序。捐献程序必须依法依规、科学规范，遵循伦理原则。

**1 医学评估、生命评价**

主治医师经组织讨论患者处于生命不可逆状态，具备脑死亡判定资质的神经内外科医学专家根据我国脑死亡判定标准对潜在捐献者进行严格的脑死亡判定，明确潜在捐献者已达脑死亡状态。主管医师应当向潜在捐献者配偶、成年子女、父母（以下简称"近亲属"）告知判定结果。

**2 潜在捐献者转介**

各级医院临床医生发现潜在捐献者。所在医疗机构医务人员向所属区域省级器官捐献管理机构或指定的人体器官获取组织（OPO）以及从事遗体器官捐献工作的人员报送潜在捐献者，转介潜在捐献者信息，并上报省级人体器官捐献管理中心。

**3 信息采集上报**

发现潜在捐献者，开展器官捐献的 OPO 协调员立即联系捐献医院主管医生详细了解患者基本情况，并汇报OPO，进行器官评估。与医生同时前往潜在捐献者救治医院（科室）了解并采集潜在捐献者的详细信息，上报OPO、国家登记和分配系统。

## 4 捐献评估

责任医生对潜在捐献者需要进行全面的医学评估，包括捐献者身体状态、原发病状况、既往史、药物使用情况、器官功能和疾病史，以确定器官是否适合移植。主管医生对潜在捐献者进行评估维护。

## 5 捐献协调

协调员到达捐献医院后，首先核对潜在捐献者的信息，了解潜在捐献者家庭成员的基本信息，向潜在捐献者近亲属宣传、讲解遗体器官捐献政策、法律法规及捐献流程，了解潜在捐献者生前的捐献意愿和家属捐献意愿。尽早采集潜在捐献者的血液、尿液、引流液、痰液等标本，联系安全、可靠、快捷的交通工具以最短时间送至移植医院进行检测。

## 6 捐献确认

经评估，潜在捐献者符合遗体器官捐献相关标准，近亲属同意捐献后，确认捐献器官的种类与数量、捐献类型等，见证亲属签署捐献意愿书，协助亲属完成器官捐献相关手续。OPO 工作人员采集捐献规定所需要的捐献者身份等个人信息资料和相关资料。如有近亲属因特殊情况未能到达现场签字确认的，应有书面签署意见书或音 / 视频形式的授权委托资料。

确认捐献意愿后潜在捐献者亲属签署相关文件，包括《人体器官捐献知情同意书》《中国人体器官捐献登记表》《捐献亲属确认表》《器官捐献志愿书》《脑死亡器官捐献意愿书》《捐献器官获取手术知情同意书》等相关法律和医疗文书。文件签署完成后，潜在捐献者成为捐献者，等待手术团队获取捐献器官。

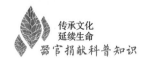
## 7 器官分配

根据科学公平的分配原则，OPO 工作人员将采集的潜在捐献者相关数据信息录入中国人体器官分配与共享计算机系统（COTRS）。通过 COTRS 启动器官分配程序，分配给等待移植的患者。等待移植的患者的相关信息事先必须录入等待者系统。

## 8 器官获取

在捐献意愿确认工作完成后，OPO 器官获取团队实施器官获取手术，获取《中国人体器官捐献登记表》中捐献者亲属同意捐献的器官和组织。手术开始前，参与获取手术人员对捐献者默哀致敬。在红十字会协调员的见证下完成器官获取手术全过程，严格按照捐献意愿，核实和记录实际获取的遗体器官种类与数量。从事遗体器官获取的医务人员应当尊重逝者，器官获取手术完成后，缝合手术切口、安装义眼（捐献角膜的情况下）、尽可能恢复遗体遗容，完成器官获取记录。协调员见证整个获取过程。

## 9 器官转运

依照 COTRS 捐献器官分配的结果，将获取的器官以最快的速度及时转运至分配到的移植医院并交接器官，OPO 收回由接受器官的移植中心负责人签名的器官接收确认书。

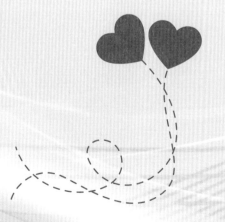

## 10 器官移植

根据 COTRS 的分配结果，在具有移植资质的医院为等待移植的患者完成分配器官的移植手术，器官在移植受者的身体里恢复功能，受者获得新生。禁止捐献的器官未经过 COTRS 统一分配，禁止移植中心接收 COTRS 以外的尸体器官实施移植手术。

## 11 信息上报

器官移植完成后，OPO 协调员填写《中国人体器官捐献完成登记表》向省级人体器官捐献管理机构报告，并登录"中国人体器官捐献管理中心"进行网报。移植受者信息录入"中国器官移植受者科学登记系统"（肝脏、肾脏、心脏、肺脏移植登记分别有各自系统）。

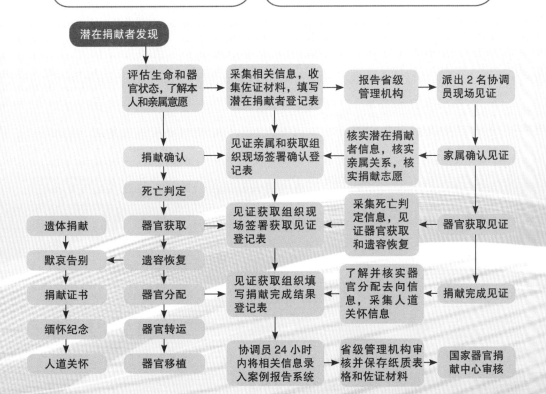

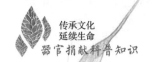

# 三、器官捐献范例

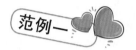

## 医者先行，生前志愿登记

### ——护士心中的责任与担当

2020年，新冠肺炎疫情席卷全国，她主动请缨，在战疫一线坚持了两年多。她穿梭于不同的抗疫"战场"，白衣执甲、向险而行，救治了一名又一名患者。然而造化弄人，年仅27岁的她却因病离开了这个美丽的世界。在生命即将逝去的最后时刻，她的家人尊重她生前的意愿捐献了她的器官，她用最后的力量让6名患者重获新生或光明，她是抗疫英雄、器官捐献者，一位真正的白衣天使。

2017年时刚入职没多久的她在看到医院宣传器官捐献时，就萌生了登记器官捐献的念头，于是她主动在中国人体器官捐献管理中心网站上登记，有了属于自己的志愿登记卡。她把登记的事情告知了父母，父母听了她的想法首先是非常不同意的，父母都是朴实的农民，农村人的思想和观念认为爷爷、奶奶、爸爸、妈妈都还在，这么年轻说"死"是大不孝，也是不吉利的，更别说器官捐献了。她还被父母狠狠地训斥了一顿。对于老一辈的一些人来说，接受她这样的想法和决定确实非常难，但是之后她多次给家人举例说明，让家人看相关的新闻报道，用自己的道理多次劝说家人，最后家人尊重并同意了她自愿登记器官捐献的决定。

2020年的一天，她下夜班之后突然晕倒在路上，被路人发现送往医院。她被诊断出脑胶质瘤晚期后，病情发展非常迅速，很快昏迷不醒，经积极抢救仍处于脑死亡状态。突如其来的变故，让她的父母悲痛万分，但当器官捐献协调员找到他们时，想起之前孩子提到过的登记捐献的事情，为了尊重她生前的意愿，父母在悲痛之余仍然含泪签下了器官捐献志愿书。最终经医学评估后她成功捐献了肝脏、肾脏、心脏和角膜，她的器官为6个家庭续上了希望的灯。27岁，美好的青春年华，奈何世间无常，她还未在救死扶伤事业中发挥更多的力量，没能与相爱之人组建家庭，还没生儿育女体会做母亲的幸福，还没来得及孝顺父母，让父母尽享天伦之乐，便不得不与他们天人永隔。但是，她选择了用另外一种方式给至亲至爱的父母留下念想！

作为一名护士，南丁格尔誓言如是说道，余谨以至诚，于上帝及会众面前宣誓：终身纯洁，忠贞职守。勿为有损之事，勿取服或故用有害之药。尽力提高护理之标准，慎守病人家务及秘密。竭诚协助医生之诊治，务谋病者之福利。

她生前始终坚守南丁格尔为护士所写的"救死扶伤、生命至上、全心全意、甘于奉献"誓约，她把热血青春献给了她挚爱的事业，以实际行动践行了作为一名护士的初心和使命。

在生命即将逝去之际，其家人也助其践行了她的初心——救助更多的患者，帮助更多需要的人。这样的精神令人感动和敬佩，她能有这样的想法，家人也感到骄傲。

失去至亲的悲伤和绝望，非亲历无以感同身受，他们的决定值得所有人敬佩，这是对他人的有力帮助，对社会的无私奉献。

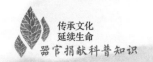

# 生前未表达，逝后家属主动捐献

## ——慈悲为怀，普度众生

　　2012 年的一个下午，某医院的工作人员致电协调员，说有一名脑出血的患者已经脑死亡，家属主动提出咨询器官捐献的事情。接到电话后，协调员立即赶往该医院。患者张先生因高血压导致脑出血，经积极救治后最终生命仍无法挽救。他的儿子是某一寺院的僧人，在医生告知张先生无法挽救之后，他主动提出了器官捐献。2012 年，我们国家器官捐献还处于起步初期，在绝大多数老百姓不了解器官捐献政策之时，能有人主动提出器官捐献非常难得。当协调员接触到张先生的儿子，并与他讲解了我国器官捐献的政策及法律法规后，他的儿子也讲述了自己对器官捐献这一事情的理解。他说："我是一名出家人，在我们佛家看来，人死亡之后，灵魂完整地离开了肉身，留在世间的肉身在佛法里称作'皮囊'，皮囊是没有任何用的，如果没有用的皮囊去做有用的事情，那么是非常有价值的。"另外他们认为"救人一命，胜造七级浮屠"，如果一个人的离去能让几个人重生，那也是积德积福的大善事，是佛菩萨精神，也就是无我利他、慈悲奉献的精神，这与红十字会"人道、奉献、博爱"的精神是相通的。佛家还认为应以慈悲为怀，普度众生。他的这一番话语感动了在场的所有人。因为张先生病情危重，家里还有一位 80 多岁的

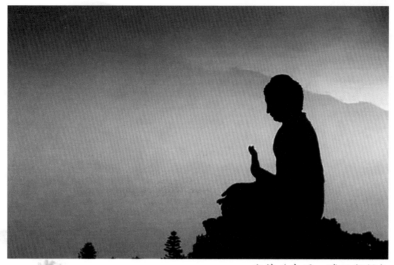

坐佛（来源：腾讯新闻）

老母亲，按照器官捐献的原则我们需要征求所有直系亲属的意愿。于是我们连夜赶到张先生的母亲家里，由张先生的儿子做了解释工作，最终这位老母亲含泪用颤抖的手签署了器官捐献确认书。经过医学评估后，张先生最终捐献肝脏、双肾、角膜、遗体，挽救了3名终末期器官衰竭的患者，使2名角膜盲患者重见光明，其遗体用于医学教学研究。

器官捐献这一行为在佛教看来，是内财的布施，是资源的再利用，是生命的延续，也是同体共生的体现。现实中，我们布施钱财容易，布施我们的器官很难。因此，能发心捐献器官和遗体者，体现了一个人的高尚情怀，也是佛教徒修行要效法菩萨的奉献精神。

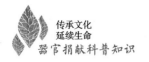

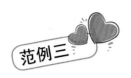

范例三

# 生前说服儿女同意捐献意愿

## ——老人用爱言传身教传统美德

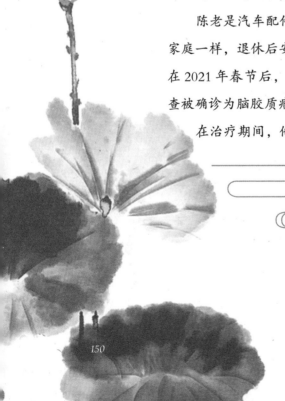

有一种爱，无处不在，只是你可能未曾发现。蓦然回首，这种爱就在我们身边。有这样一位很普通的老人，在他生命的最后时刻，给他的子女上了人生中最宝贵的一课，诠释了什么是"大爱无言，奉献无声"的真正含义。

陈老是汽车配件厂的一名普通产业工人，和大多数普通家庭一样，退休后安享着儿孙满堂的晚年幸福时光。然而，在2021年春节后，他突然出现头晕、头痛症状，去医院检查被确诊为脑胶质瘤。

在治疗期间，他积极配合医生，即使放化疗不良反应很大，仍若无其事地下跳棋、"斗地主"。一个人时也常看新闻、看视频来分散注意力，以抵抗病痛的折磨。那时他的儿女们郑重其事地向陈老夫妇提及准备购买墓地的想法时，老两口却淡淡一笑，他说："我和你妈妈的身后事你们不用操心，之前一次偶然的机会去医院看望朋友时，在医院大厅的宣传展板上看到捐献器官的信息，之后和你妈妈看张嘉译演的电视剧《美好生活》讲述了心脏移植，至此之后这个信息就在我的脑海里挥之不去。我和你妈妈早几年前就商量好了，就一个字——捐。死后我们捐器官和遗体……"听到这话，儿女们彻底被震惊到了！看着儿女目瞪口呆的样子，他耐心地开导："娃呀，你们想想，我这病不好，如果哪一天走了，你把爸像别人一样送到火葬场一烧，是简单，但可惜不？剩一把灰了能干啥？为啥爸不能把自己的身体一捐，捐给医学院，一是给你们儿女减少麻烦，二是看爸身上哪些器官能用，能用就换给别人。如果爸年龄大了器官实在用不成，就让那些医学教授们、学医的学生们用爸的身体好好研究癌症、好好学习医学，努力去攻克癌症这个难题，今后让别的病人少受罪、让医学生们能学有所成，这不好吗？"一旁的妻子也连连点头。儿女们一时没办法接受，就说需要想想。

当他的儿女们将他的想法告诉亲属和朋友们后，各种声音充斥在他们的周围："老人得病是糊涂了，你们可不能听他们的。古人都说入土为安，你们又不是买不起墓地，你们再把你爸捐了，你们就是大不孝！"面对类似这样的种种非议，自认为还算孝顺的儿女们不知该如何抉择，他们深深地陷入了两难之中。父亲看出了儿女们的苦恼，再一次给儿女们做思想工作："娃呀，早几年你们说买墓地我们都不同意，让你们不要管，

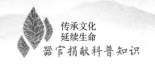
其实我们早就商量好了，不管谁先走，百年后就直接捐器官、捐遗体。你们的任务现在就是给我们打听哪儿要爸的遗体，完成我们最后的心愿。我们也知道别人会对我们老两口的想法有意见，但我们不糊涂，我们不怕。人，活了一把年龄，啥事没经过，啥事看不透？如果连自己的身后事都不能自己做主，这不悲哀吗？你们都是孝子，那你们懂得'孝'的含义吗？孝，不仅仅是让父母吃饱穿暖；孝，更多的含义是顺，要顺着老人的心意去做事、做人。况且我们这最后所做的是正事、是好事，咱不管别人怎样说，咱家的事咱们自己做主！捐器官、捐遗体是我们老两口的选择，以后咋样，我们老两口都不怪你们！"

儿女们听着父母坚定的话语、看着父母坚定的目光，泪流满面，深深地被父母朴实无华的话语打动，儿女们决定顶住外界压力去完成父母，特别是老父亲最后的心愿。经多方打听和联系，我们特意选择在陈老结婚35周年纪念日这一天，在儿孙和工作人员的见证下，共同庄严地让陈老夫妻在捐献志愿登记表上签下了自己的名字，给他们自己送上了一份特殊的结婚纪念日礼物。看着他们如释重负开心地笑着互送祝福时，儿女们刹那间泪如泉涌，深刻感受到了什么是"爱"：父母这种了不起的选择，才是相互理解、相互尊重、相濡以沫一辈子的人间大爱。

2022年8月，带着对家人的眷恋，老人静静地离开了这个世界。第二天，他的儿女们就接到工作人员发来的短信，得知父亲的器官已经移植给3名终末期器官衰竭的患者，让他们获得新生；眼角膜成功地移植给2名眼疾患者，使他们重见了光明；而捐献的遗体用于医学院的教学和研究。当听到这个消息时，家里人都激动地哭了，陈老的妻子捧着丈夫的照片泣不成声："老伴儿，你听见了吗？你的器官没浪费，你的器官让三个人重获新生；你的眼睛也没浪费，你的眼角膜让两个人又看见这个世界了。老伴儿，你的做法是正确的，咱们的想法是对的，老伴儿，老伴儿……"陈老儿女们的内心深深地被触动了：人，离开这个世界后，自己的角膜还能让需要的人重新见到光明，这是多么伟大的事！

当陈老的妻子和儿女们把这个消息告诉身边的亲朋好友后，他们也都感受到了这位普普通通的老人最后的决定是多么地了不起。如今，陈老已实现自己最后的心愿完成了器官和遗体捐献，最终成为遗体捐献中心的一位"大体老师"。他曾经教育子女要自立自强、不占不贪、知足常乐。陈老的选择也让子女重新思考生命的意义——人，活着，精神不死；人，虽逝去，大爱永存世间。

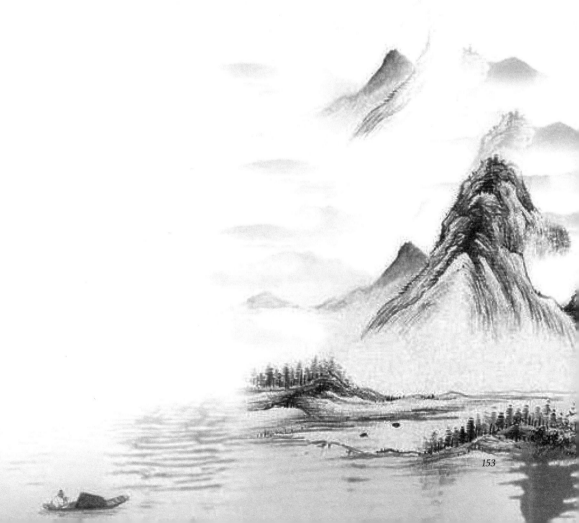

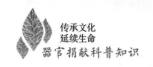

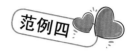

# 逝后家属同意捐献

## ——医生的使命，救死扶伤

"当我步入神圣医学学府的时刻，谨庄严宣誓：

我志愿献身医学，热爱祖国，忠于人民，恪守医德，尊师守纪，刻苦钻研，孜孜不倦，精益求精，全面发展。我决心竭尽全力除人类之病痛，助健康之完美，维护医术的圣洁和荣誉，救死扶伤，不辞艰辛，执着追求，为祖国医药卫生事业的发展和人类身心健康奋斗终生。"

　　看到上面这一段誓言，医学生们肯定不陌生，这是我们从学医开始就时刻谨记的一段誓言。今天要讲的是一位从业15年医生的感人故事：他今年37岁，是一位医生，他的妻子是同一家医院的财务工作人员。从与他的妻子接触中可以看出她很善良并不善言辞，始终默默支持着他的工作。他们育有一儿一女，是幸福的一家四口。

　　作为医生，他始终以患者为中心。从医十几载始终对患者怀有一颗赤诚之心，认真对待每一位患者，得到了家属的一致好评，家属纷纷送来锦旗。他时常微笑面对每一位患者及家属，在谈话或者查房时尽可能营造轻松的氛围，缓解患者及家属的紧张情绪，让他们积极乐观地面对病情。在刚刚过去的 3 年疫情中，他也身先士卒在一线积极抗击疫情。作为家里的顶梁柱，他通过自己的努力给家人带来美好的生活。但他的时间却永远定格在了 2023 年 4 月，手术台上的他坚持完成手术之后才给妻子打电话说头痛剧烈。经医院检查系动脉瘤破裂出血，之后就陷入昏迷中，经积极抢救始终未醒，达脑死亡状态。当家人还沉浸在悲痛中的时候，人体器官捐献协调员了解情况后找到了家属（妻子）沟通器官捐献事宜，他的妻子经过认真考虑后说："我爱人是一位医生，非常热爱医学事业，平时工作兢兢业业，工作中受到不少患者及家属的好评，生命的最后也是坚持完成了最后一台手术。他的这一生虽然短暂，但我们想让他的生命绚丽灿烂，如果他就这么悄无声息地离开，那他肯定会有很多的遗憾。如果他走了，他的器官还能挽救几个人，生命还能以另一种方式延续，那也是延续他对这份神圣工作的热爱。因他的疾病发生太急，之前也没有说过此事，但是我们经过反复思考，觉得如果他此时能说话，肯定也是愿意的，因为那是他医学梦想的延续，是对生命最好的诠释。"最后他的家人含泪完成了器官捐献确认书的签署，经医学评估后他的器官获取人员进行了肝脏、肺脏、双肾和眼组织的器官获取手术，最终分别移植给 4 名器官衰竭患者，让他们重获新生，使 2 名角膜盲患者重见光明。

我们虽然不能决定逝者生命的长度，但是家属用他们的行动诠释了生命的温度和深度。器官捐献，让逝者的医学梦想和生命在受者身上延续，这也是梦想的传递和生命的接力，诠释了世间的美好！

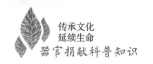

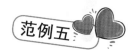

# 逝世后亲属决定捐献

## ——爱人的抉择，为孩子树立爱的榜样

一场意外的车祸，让 33 岁的徐先生陷入了重度昏迷。经医生全力抢救无效后，徐先生最终被确定为脑死亡。他的家人在悲痛之余，替他做出了一个重大的决定——捐赠器官，让他的生命以另外一种方式延续下去。

在医院宣布徐先生脑死亡后，几经思量，悲痛万分的妻子朱女士做出了一个艰难的决定，要捐献出丈夫所有能用的器官去救助他人。医生得知徐先生的家人有捐献意向后，通知了所属人体器官获取组织进行了紧急对接。随后，人体器官获取组织派出 7 人专家团队来到医院，宣讲完国家政策及法律法规后，与亲属签署了相关文件。最终，徐先生的遗体在医院接受了器官获取手术。经过评估，徐先生的肝脏和双侧肾脏状态良好，符合捐献条件。

提到捐献丈夫器官的事情，妻子朱女士仍控制不住自己的情绪，几度哽咽。徐先生和妻子育有两个儿子，一个 11 岁，一个 5 岁。妻子朱女士希望他们的两个孩子能以父亲为榜样，积极乐观地去生活，长大以后帮助那些需要帮助的人。

他的妻子说："如果他还在的话，他一定会支持我这样做，给我们的孩子、给我们认识的人传播这种正能量。我想以这种精神来教育我们的孩子，因为孩子毕竟年龄小，现在还不懂生死离别，但当他们长大，他们肯定会问我'妈妈，我的爸爸呢，我的爸爸都做过什么事情？'我会告诉他们，爸爸是值得他们骄傲的人，是值得他们学习的人。"

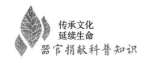

## 推荐阅读（相关法律参考）

1. 《中华人民共和国红十字法》，本法自 2017 年 5 月 8 日起执行。
2. 中国红十字总会、原卫生部《关于印发人体器官捐献试点工作方案的通知》（中红字〔2010〕13 号）。
3. 中国红十字会总会、原卫生部《关于进一步推进人体器官捐献工作的意见》（中红字〔2012〕39 号）。
4. 中国红十字会总会、原卫生部《关于印发〈人体器官捐献协调员管理办法（试行）〉的通知》（中红字〔2011〕65 号）。
5. 中国人体器官捐献管理中心《关于印发〈人体器官捐献协调员管理办法〉的通知》（中红字〔2013〕62 号）。
6. 国家卫生计委《关于印发〈人体器官获取与分配管理规定（试行）〉的通知》（国卫医发〔2013〕11 号）。
7. 国家卫生计生委办公厅《关于加强人体捐献器官获取与分配管理工作的通知》（国卫办医发〔2013〕16 号）。
8. 国家卫生健康委员会《关于印发人体捐献器官获取与分配管理规定的通知》（国卫办医发〔2019〕2 号）。
9. 中国红十字总会、国家卫生健康委员会《关于印发人体器官捐献登记管理办法》（中红字〔2021〕1 号）。
10. 中华医学会器官与移植分会《中国公民逝世后器官捐献流程和规范（2019 版）》。

第四章

# 器官捐献常见问题解答

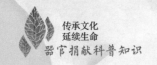

# 一、什么是人体器官捐献志愿登记？

人体器官捐献志愿登记是指在中华人民共和国境内、年满18周岁的完全民事行为能力人，自愿表达其逝世后无偿捐献器官用于救治器官衰竭患者的意愿，并按照相关程序进行登记注册的行为。

# 二、什么是遗体器官捐献？

遗体器官捐献是当自然人去世后，亲属同意将其功能良好的器官或组织以自愿、无偿的方式捐献，用于救治因器官衰竭而需器官移植的患者，使其能够延续生命，并改善其生活质量。

# 三、为什么要进行器官捐献？

器官移植是终末期器官衰竭最有效的治疗手段，公民自愿捐献是我国移植器官唯一的合法来源。我国每年有超过14万终末期器官衰竭患者在中国人体器官分配与共享计算机系统（COTRS）登记等待移植，但每年移植手术不足2万例，众多的患者仍然在苦苦等待，有的患者甚至在等待中离世。

# 四、人体的哪些部分可以捐献？

1. 功能良好的肝脏、肾脏、心脏、肺脏、胰腺、小肠可以捐献，用于挽救器官功能衰竭患者的生命。

2. 眼角膜、皮肤、骨骼、血管、神经等组织可以捐献，捐献的角膜用于救治因角膜病失明的患者，捐献的组织用于治疗相关疾病的患者。

3. 遗体也可以捐献，用于医学教学和科学研究。

## 五、人体捐献可用于哪些方面？

捐献的器官用于挽救器官功能衰竭患者的生命，捐献的角膜用于救治因角膜病失明患者，捐献的组织用于治疗患有相关疾病的患者，捐献的遗体用于医学教学和科学研究。

## 六、人体捐献有没有年龄限制？

由于器官本身会衰老退化，器官捐献者一般不超过 75 岁，但并无绝对的年龄限制，主要根据捐献者的身体状态，经过医生评估后决定。遗体、角膜、组织捐献没有绝对的年龄限制。

## 七、本人有捐献的意愿，是否需要征得亲属的同意？

志愿器官捐献登记是有完全民事行为能力的公民表达身故后器官捐献意愿的方式，受法律保护。但是，我国法律规定器官捐献必须要征询近亲属的意见，所以建议提前告知家属自愿登记的决定。

## 八、肿瘤患者能否捐献器官？

颅内原发性肿瘤患者可以进行器官捐献，因为颅内肿瘤转移至中枢神经系统之外的风险极低，但应根据分级严格评估后决定是否适合捐献；但其他未经治愈的颅外恶性肿瘤患者是不能进行器官捐献的。

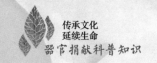

## 九、植物人能否捐献器官？

不能。植物人是因脑部病变或其他系统的疾病合并脑病变，导致大脑功能丧失。此类患者虽然没有思考、记忆、认知、行为或语言能力，但可以有面部动作，且脑干功能正常，可维持自发性呼吸、心搏，所以不能捐献器官。

植物人与脑死亡的关键区别在于：是否存在自主呼吸。植物人的脑干功能正常，存在自主呼吸；而脑死亡患者的脑干功能丧失，无自主呼吸，只能靠呼吸机来维持"活着"。植物人存在醒来的可能，而脑死亡患者则是不可逆性昏迷，不会再醒来。

## 十、能否活体捐献器官？

我国法律规定活体捐献器官移植限于配偶、直系血亲或者三代以内旁系血亲。

## 十一、未成年人逝世后是否可以捐献器官？

我国《民法典》第二章生命权、身体权和健康权的第一千零六条规定："自然人生前未表示不同意捐献的，该自然人死亡后，其配偶、成年子女、父母可以共同决定捐献，决定捐献应当采用书面形式。"因而，未成年人作为自然人如生前未明确表示不同意捐献的，可在逝世后由其父母采用书面形式共同决定。

## 十二、我还年轻，也需考虑器官捐献的事情吗？

器官捐献志愿登记只要年满 18 周岁即可登记，且合适的器官捐献者大部分是意外或突发疾病的去世者。如果逝者生前没有以书面方式表达捐献器官的意愿，也没有向家人表明捐献意愿的话，去世后家属很难知晓你想要捐献器官的意愿。因此尽管您目前尚且年轻，依然可以考虑进行器官捐献志愿登记。

## 十三、成为人体器官捐献志愿者有什么益处?

登记成为中国人体器官捐献志愿者 3 年以上者，如需要器官移植，在移植等待者排序时将获得优先权。

## 十四、什么是器官获取组织?

器官获取组织（Organ Procurement Organization，OPO）是指依托符合条件的医疗机构或独立的事业单位，专门从事公民逝世后人体器官捐献、获取、分配、修复、维护、保存和转运工作的医学专业组织或机构。

## 十五、器官获取组织的职责有哪些?

（1）对其服务范围内的潜在捐献者进行相关医学评估。

（2）获取器官前核查《人体器官捐献知情同意书》等合法性文件。

（3）维护捐献器官的功能。捐献者死亡后，依据捐献者生前意愿或其配偶、成年子女、父母的共同书面同意获取相应捐献器官。

（4）将潜在捐献者、捐献者及其捐献器官的临床数据和合法性文件上传至中国人体器官分配与共享计算机系统（COTRS）。

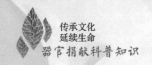

（5）使用 COTRS 启动捐献器官的自动分配。

（6）获取、保存、运送捐献器官，并按照 COTRS 的分配结果与获得该器官的人体器官移植等待者所在的具备人体器官移植资质的医院进行捐献器官的交接确认。

（7）对捐献者遗体进行符合伦理原则的医学处理，并参与缅怀和慰问工作。

（8）保护捐献者、接受者和等待者的个人隐私。

（9）组织开展其服务范围内医疗机构相关医务人员的专业培训，培训内容涉及潜在捐献者的甄别、抢救、器官功能维护等。开展学术交流和科学研究。

（10）配合本省份各级红十字会人体器官捐献管理机构做好人体器官捐献的宣传动员、协调见证、缅怀纪念等工作。

## 十六、什么是人体器官捐献协调员？

人体器官捐献协调员是指有大专及以上学历、有一定的临床工作经验、具有执业医师或执业护士资格，经红十字会培训、认定的参与人体器官捐献的宣传动员、现场见证、信息采集报告等工作并协助完成人体器官捐献相关事务的执业医师或执业护士。

## 十七、人体器官捐献协调员的工作职责包括哪些方面？

（1）宣传普及人体器官捐献知识，传播器官捐献理念，参与组织器官捐献宣传活动。

（2）核实潜在捐献者亲属关系，向潜在捐献者亲属讲解器官捐献相关法规政策，见证签署捐献确认文书。

（3）见证器官获取组织（OPO）获取捐献器官及遗体复原过程，组织现场人员对捐献者默哀。

（4）受捐献管理机构委托向捐献者亲属颁发荣誉证书，协助完成捐献者缅怀纪念等善后事宜。

（5）按要求将捐献见证各环节的相关信息录入人体器官捐献案例报告信息管理系统，收集整理归档相关资料。

（6）完成省级管理机构交办的其他相关工作。

## 十八、成为志愿登记者，一定能实现捐献意愿吗？

志愿登记仅仅是个人捐献意愿的表达，凡居住在中华人民共和国境内、年满 18 周岁的具有完全民事行为能力的自然人，愿意逝世后无偿捐献器官者，皆可通过中国人体器官捐献管理中心的志愿登记管理系统进行登记，也可以订立遗嘱。

能否真正实现捐献需要在自然人逝世后，经严格医学评估并征得亲属同意后才能进行。

## 十九、成为志愿登记者，一旦遭遇意外，医护人员会放弃救治吗？

绝对不会，"救死扶伤，拯救生命"是每一位医护人员的天职与医德医规的第一原则。器官捐献需要在自然人逝世后，经严格医学评估并征得亲属同意才能进行。

我们不会为了救治生命，而放弃任何一个生命。2022 年 4 月国内某医院，患者因药物中毒濒临脑死亡，在家属已经签署器官捐献相关协议后，器官捐献协调员依然积极联络救治，不放弃任何一丝机会，最终奇迹般

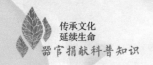

唤醒了患者。因而表达过器官、组织、遗体等捐献意愿，也绝对不会影响登记者得到抢救和治疗。

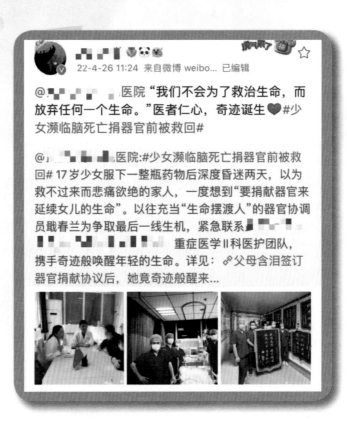

# 二十、什么情况下可以捐献器官？

（1）经医学判定生命不可挽救。

（2）生前没有表示不同意器官捐献。

（3）经医学评估器官可以供移植使用。

（4）亲属（配偶、成年子女、父母）一致同意捐献。

## 二十一、捐献器官的流程有哪些？

（1）死亡判定：要严格按照死亡判定标准及程序，由医学专家做出死亡判定，一定是死亡后才能捐献。

（2）器官分配：依据科学公平的分配原则，所有逝世后捐献的器官由中国人体器官分配与共享计算机系统（COTRS）统一分配给等待移植的患者，等待移植的患者相关信息事先必须录入等待者系统。

（3）器官获取：全体参加捐献器官获取手术人员在获取前向捐献者默哀缅怀，器官获取医生团队根据捐献意愿实施捐献器官获取手术，手术后恢复捐献者遗体遗容。

（4）器官转运：依照 COTRS 捐献器官分配的结果，将获取的器官及时转运至分配到的移植医院并交接器官，器官获取组织（OPO）收回由接受器官的移植中心负责人签名的接收确认书。

（5）器官移植：具有移植资质的医院为等待移植的患者完成分配器官的移植手术，器官在新的身体里获得重生。

禁止捐献的器官不经过 COTRS 统一分配，禁止移植中心接收 COTRS 以外的尸体器官实施移植手术。

## 二十二、器官离开身体以后可以保存多长时间？

不同的器官保存时间不同，在现有的医学技术条件下，可以移植的器官均有可以耐受的最大冷缺血时间。一般情况下，肝脏耐受的冷缺血时间在 12 小时以内，肾脏耐受的冷缺血时间在 24 小时以内，心脏耐受的冷缺血时间为 6~8 小时以内，肺脏耐受的冷缺血时间为 8~12 小时以内，当然时间越短越好。

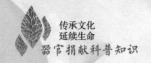
## 二十三、捐献意愿可以改变吗？

我国人体器官捐献遵循"自愿、无偿"原则，如果自己的捐献意愿发生改变，随时可以在登记平台变更或撤销登记意愿。

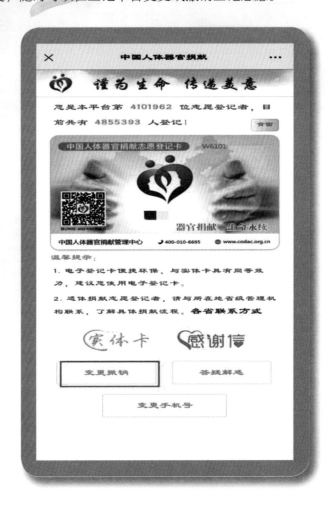

## 二十四、志愿登记信息会被泄露吗？

志愿登记者的个人信息会被严格保护，只有因工作需要并得到授权的情况下，工作人员才能接触到登记者的个人信息。

## 二十五、只同意捐献某些器官，逝世后其他器官会被摘取吗？

人体器官捐献协调员会与捐献者家属书面确定捐献意愿及捐献的器官。器官获取手术过程中，医生将在人体器官捐献协调员的见证下严格按照捐献意愿获取捐献的器官，没有同意捐献的器官不会被摘取。

## 二十六、器官捐献是否会令遗体遗容受损？

器官获取时采用严格的外科手术标准，手术后医生会仔细缝合手术切口，并尽可能恢复遗体遗容。在场全体人员会向捐献者默哀缅怀，捐献全过程始终体现对捐献者的尊重，并留存影像资料可供检查。

## 二十七、捐献器官是否可以指定给某位特定人员？

不会。每一个生命都是可贵的，捐献的器官根据《中国人体器官分配与共享基本原则和核心政策》通过人体器官分配与共享计算机系统（COTRS）进行分配。器官分配遵循公平、公正和公开的原则，并且根据配型、年龄、地域和病情等捐献者和移植等待者的匹配情况分配给最适合的器官衰竭患者。某些处于危急状态急需要移植进行抢救生命者，可以优先接受分配器官。

## 二十八、捐受双方是否可以了解对方信息？

根据国际惯例及我国现行政策，在捐献者和接受者之间采用双方互不知晓信息的"双盲原则"。如果捐献者家属或接受者需要，并经对方同意，

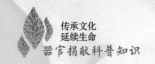

相关工作人员可在"捐"与"受"之间传递关怀。因人体器官捐献宣传工作需要，并经人体器官捐献管理机构征得捐受双方同意，可在特定的场合下建立互动联系，但不提倡捐受双方建立直接的联系。

## 二十九、捐献者家属不想让公众知道器官捐献的信息怎么办?

捐献者及家属的隐私受到严格保护，未经捐献者家属许可同意，不会向公众或媒体透露捐献者信息。

## 三十、因器官捐献而产生的费用需要由捐献者家属承担吗?

凡因器官捐献而产生的费用，均无需捐献者家属承担。

## 三十一、捐献者家属可以获得经济补偿吗?

生命无价，器官同样。国际社会和我国法律禁止和打击器官买卖行为，我国人体器官捐献遵循"自愿、无偿"的原则，反对任何以获得经济报酬为目的的器官捐献，我国《刑法》有"组织出卖人体器官罪"的具体处罚规定。捐献器官是高尚的行为，鼓励社会对捐献者家属给予精神和生活上的关心。捐献者家属可以接受来自社会各界的人道关怀，器官获取组织、红十字会等国家指定的公益机构可根据具体情况给捐献者家庭适当的人道主义困难救助。

## 三十二、捐献完成后还有哪些后续工作?

器官捐献完成后红十字会向捐献者家属颁发捐献证书,将捐献者信息铭刻于人体器官捐献者的缅怀纪念园,供捐献者家属和社会公众缅怀纪念,还会定期举办缅怀纪念活动,在全社会弘扬捐献者的大爱与奉献精神。如果捐献者亲属同意,捐献者的骨灰可免费安置在指定公墓的特定区域。

## 三十三、捐献者家庭可以享受哪些优待?

(1)捐献者家庭可以接受来自社会各界的人道主义关怀和救助。

(2)捐献者家属在为捐献者办理遗体停放、火化和骨灰寄存时可享受相应优惠政策。

(3)捐献者的直系亲属、配偶、三代以内旁系血亲后续若需要器官移植,在排序时将获得优先权。

(4)有些地方捐献者家庭可享受优先就医等方面的惠利政策。

## 三十四、听说器官移植尚在试验阶段,捐献的器官会被浪费吗?

器官移植已经是很成熟的临床应用技术,是治疗器官衰竭最有效的方法。器官移植给予患者重生及改善生活质量的机会,而且成功率非常高,例如肾移植,接受移植的患者一年存活率接近百分之百。

## 三十五、器官捐献与遗体捐献有何不同?

器官捐献是把具有良好功能的器官完整保存下来,用于挽救他人的

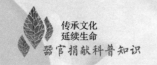

生命，改善其生活质量。其过程对捐献者生前状况、时间和技术有严格要求。

遗体捐献一般是捐献者将遗体捐给医学院校和医学研究机构进行教育和科研之用，对捐献者生前状况没有要求，对时间和技术要求相对宽松。

## 推荐阅读（相关法律法规参考）

[1] 中国红十字会总会　国家卫生健康委员会关于印发《人体器官捐献登记管理办法》的通知 [EB/OL].（2021-05-20）.https://www.redcross.org.cn/html/2021-05/78448.html.

[2] 中国红十字会总会　国家卫生健康委员会关于印发《人体器官捐献协调员管理办法》的通知 [EB/OL].（2021-05-20）.https://www.redcross.org.cn/html/2021-05/78447.html.

[3] 中华人民共和国国务院.人体器官捐献和移植条例[EB/OL].（2023-12-14）.https://www.gov.cn/zhengce/content/202312/content_6920195.htm.

[4] 中华人民共和国民法典 [J]. 中华人民共和国全国人民代表大会常务委员会公报，2020:1-177.

[5] 卫生健康委关于印发人体捐献器官获取与分配管理规定的通知 [J]. 中华人民共和国国务院公报，2019（16）:64-68.

[6] 关于印发中国人体器官分配与共享基本原则和核心政策的通知 [J]. 中华人民共和国国家卫生健康委员会公报，2018,7:11-24.

[7] 霍枫，齐海智.中国公民逝世后器官捐献流程和规范（2019版）[J].器官移植，2019, 10（2）:122-127.

[8] 中华医学会器官移植学分会，中国医师协会器官移植医师分会.中国公民逝世后捐献供器官功能评估和维护专家共识( 2016版 )[J].中华移植杂志( 电子版 )，2016, 10（4）:145-152.

# 第五章

# 典型捐献故事

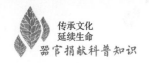
# 探访慰问

## 捐献者家属 的 别样感触

　　临近春节，我与陕西省红十字会、西安交通大学第一附属医院的同事们一同来到捐献者刘先生的家中走访慰问，代表陕西省红十字会与医院表达对捐献者及其家属的关心与问候。

　　走进刘先生的家中，入目整洁温馨，看着墙上挂着刘先生一家三口的生活照片，全家人嘴角上扬的样子让我的心隐隐作痛。幸福美满的一家现在少了一人，显得有一丝凄凉。

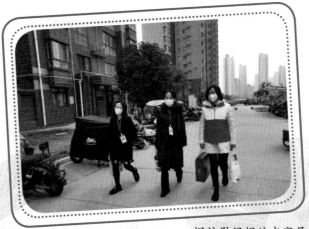

探访慰问捐献者家属

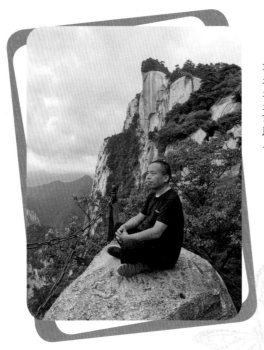

刘先生生前照片

2022 年 11 月 9 日，刘先生因高血压脑出血离开了人世，在悲痛之余，刘先生的爱人及儿子做出了伟大而艰难的决定——捐出刘先生所有能用的器官去挽救他人。最终刘先生捐出了心脏、肝脏、双肾及角膜，挽救了 4 个人的生命，使 2 人重见光明。

由于当时刘先生的家人正因为失去他而痛心，我们没有太多机会与他的家人深入沟通。这次走访让我与刘先生的爱人有了一次面对面更深入的交流。

"我的先生生前非常善良且乐于助人，儿子在读研究生，我先生之前就已经成为人体器官捐献志愿登记者。在丈夫去世之前，我们就探讨过关于器官捐献的事情，我们都非常支持。"刘先生的爱人回忆道，"当

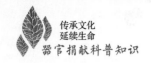
我获知我先生的病无法医治了，我与儿子就下决心遵循我先生生前的捐献意愿。虽然我的家里少了一个人，但想到有 6 个家庭因为我们的决定能够团聚在一起，我们非常地欣慰。"简单的几句话，触动了在场所有人的心，正是因为有他们的大爱与奉献，才能让更多生命得以延续，让众多的病患重获新生，让更多的家庭得以团聚。

我是西安交通大学第一附属医院的一名器官捐献协调员，在协调员岗位上已工作了 10 年。这 10 年来受到过各种冷眼、不理解、不支持，我在工作中经历过种种艰辛，也偷偷抹过眼泪，但最终能让我一直坚持走下来的就是这些捐献者家属，他们的大爱坚定了我对这份工作的信心。

我真诚地感谢所有捐献者及其家属，是他们在面对生命走向终点之时献出了珍贵的礼物，给更多的人带来了生的希望。

在此，向所有的捐献者及其家属道一句：

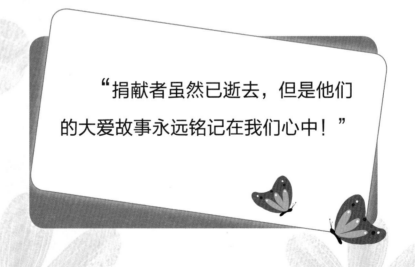

"捐献者虽然已逝去，但是他们的大爱故事永远铭记在我们心中！"

（来源：西安交通大学第一附属医院器官捐献中心）

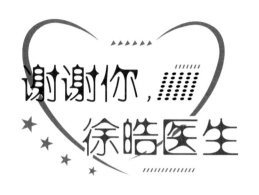

徐先生，一名敬业的临床医生，在他生命的最后一刻无私地捐献出自己可用的器官，帮助 4 名器官衰竭患者摆脱病痛的折磨，重获新生！

被疾病折磨 10 余年却依然坚强的白衣天使徐医生，近日不幸离世。悲痛之余，其家人根据他生前遗愿，做出了捐献器官的决定，将他的器官留给医学事业，挽救他人的生命。

徐先生生前是一名医生，在岗位上默默奉献十余年，对工作勤勤恳恳。"乐观、积极、勇敢"是同事们对他的评价。2011 年，徐医生不幸查出脑胶质瘤，他的角色从医生变成了患者，但他仍然能够坚强和乐观地与病魔抗争，积极接受治疗。10 年期间他接受了两次手术，谱写了不卑不亢的抗病魔之歌。

2023 年元旦的钟声刚刚敲响，徐医生的病情却再次恶化，最终无法挽救。在所有家属共同商议后，同意将他的器官捐献给他一生钟爱的医学事业。亲人、朋友、同事，还有他的患者，都纷纷来到医院送他最后一程，大家共同鞠躬向徐医生致敬。

"他热爱他的工作，希望在生命最后一刻能通过器官捐献救治更多的人。"徐医生爱人含泪诉说着……

最终，徐医生的双肾、肝脏、心脏在西安交通大学第一附属医院挽救了 4 名患者的生命。

再次感谢默默将其一生奉献给医学的他！

（来源：西安交通大学第一附属医院器官捐献中心）

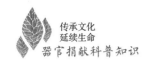

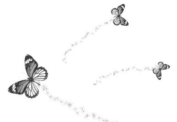

# 天使妞妞，
## 谢谢你

今天是六一儿童节，也是孩子们最欢乐的节日。孩子们脸上洋溢着灿烂的笑容，蹦蹦跳跳地散发着无限的活力。但是，对于我的妞妞来说，还未真正体会过儿童节的快乐，便再也没有机会体会了。

2023年4月1日，可爱的妞妞马上就3岁2个月了，突然的高烧让向来活泼好动的妞妞精神萎靡。用药后，妞妞的体温仍然无法降低，最高烧到41℃。妞妞出现了抽搐，我和妞妞妈妈紧急将妞妞送往医院，经过一系列的抢救，她的病情没有好转的迹象，仍然在持续恶化。我和妞妞妈妈一直在重症监护室外默默等待着，不敢离开一步，唯恐错过妞妞醒来的那一刻。我们祈祷着、期盼着……希望

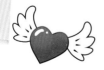

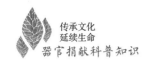
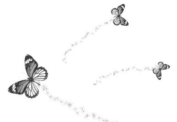
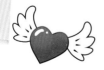

在重症病房门打开的一刹那，奇迹能够出现。可是，接连收到的是一个又一个不幸的消息，直到"妞妞已经脑死亡，永远也醒不来了"。那一刻，周围的一切仿佛都停止了，是如此的安静，只有那句"永远醒不来了"一直在我的耳边重复着，"怎么会这样，不可能，不可能，不可能……"我强忍着悲痛，无法相信。

我和妞妞妈妈还是没有放弃，希望奇迹能够降临到善良、可爱的妞妞身上，我们在她耳边轻轻说着鼓励的话，鼓励她坚强、勇敢，这何尝不是在鼓励我们自己呢。手机里一遍一遍播放着她的视频，看着她眼睛里独有的光与灵，倾听着她那可以治愈一切的天使般的笑声。但是，现实往往是残酷的，我们期待的奇迹最终也没有出现。

4月4日，妞妞小小的身体已经无法再支撑重症监护室里任何的仪器和治疗措施了。我和妞妞妈妈做了一个艰难的决定——捐献妞妞能用的所有器官，让她的生命以另外一种方式得到延续。我们轻轻地抚摸着妞妞的脸，告诉了她我们的决定。

我相信，善良的妞妞一定能够理解。希望我们的决定，能够挽救其他小朋友的生命，而妞妞的生命也能够以另一种形式延续下去。

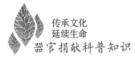
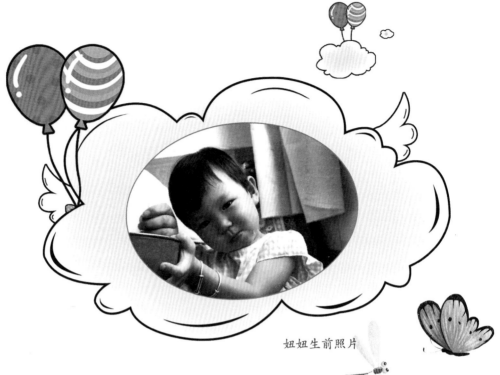

妞妞生前照片

最终，4名患者因为妞妞的捐献而延续了生的希望。

而妞妞，在这人世间经过了懵懂、短暂的1149天，最终将生命定格在了3岁1个月25天。

一颗流星的划过只为今生的一次遇见，天使妞妞涌现的大爱，如七色彩虹在天际释放出希望的光彩。

今天，我们向天祈祷，我们感念妞妞。愿天堂没有疾病，愿人间一切安好，愿每一个小朋友都能健康快乐地成长，拥有幸福的童年。

——捐献者家属黄爸爸

2023年6月1日

（来源：西安交通大学第一附属医院器官捐献中心）

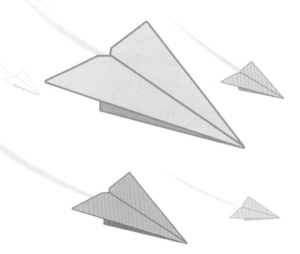

13

岁小天使

传递 生命的接力棒

"儿子，妈妈舍不得你，你不要走好不好……"2022年12月12日下午2点，鹏鹏妈妈紧紧地攥住他的左手贴在自己的脸上，感受着鹏鹏掌心的温度。"一分钟行吗？我们和鹏鹏最后道个别。"鹏鹏的爸爸再也忍不住，掩面而泣……

鹏鹏的生命永远定格在了这个冬天，他手持生命的接力棒，捐献了肝脏、双肾、心脏、肺脏、角膜给等待移植的患者，将光明和生的希望传递给了他人，用他的大爱温暖着人间。

鹏鹏是家里的幼子，自小成绩优异、善良懂事，深受老师和同学们的喜爱。然而造化弄人，鹏鹏在一次课间突感头痛欲裂，家人紧急将他送往医院检查，被确诊为脑胶质瘤。家人们接到这一噩耗后决定不论如何都要全力以赴救治，尝试了多种治疗手段后鹏鹏的病情依旧每况愈下。"平日里，鹏鹏只能保持一个姿势躺在床上，轻微地转身都会引发剧烈的头痛。"鹏鹏妈妈告诉我，"鹏鹏一直都迷迷糊糊的，情况好的时候偶尔清醒一会。我知道鹏鹏一吃就呕吐，但看到他不吃饭的样子又心疼他，准备了他喜欢的黄桂粥，他忍受着疼痛还安慰我说'粥真好喝，谢谢妈妈，你也多喝点。'懂事得让人心疼，我真恨不得替他承受这一切。"那时鹏鹏妈妈加入了脑胶质瘤患儿家属群，希望通过了解更多的信息，找到治疗鹏鹏的方法。群里都是患儿家长，大家相互打气，更有人在孩子因病去世之后选择器官捐献，挽救了他人的生命，这给了鹏鹏妈妈很大的感触。

没想到的是，突然有一天，鹏鹏主动告诉妈妈："如果有一天我离开的话，妈妈一定很难过吧，能不能把我的器官捐

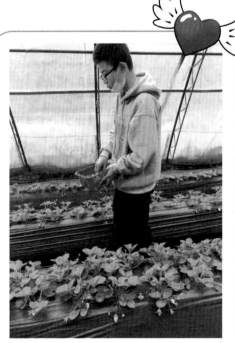

鹏鹏生前照片

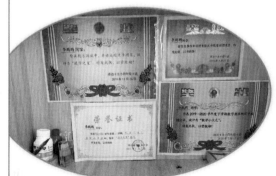

鹏鹏获得的奖

出去，书上说这样我就可以永远陪伴爸爸妈妈了。"就这样，鹏鹏父母彻底坚定了器官捐献的想法。

鹏鹏的病情一直在加重，逐渐进入了深昏迷状态，随时可能心搏骤停。当得知鹏鹏的生命已经再也无法挽救时，鹏鹏妈妈主动联络了靖边县红十字会，辗转联络到我咨询器官捐献的相关事宜。我详细介绍了器官捐献法律法规和具体流程后，鹏鹏妈妈红着眼眶点了点头对我说："小景，我相信交大一附院，也相信你。我想完成鹏鹏最后的心愿，惦记他的时候，知道他以另外一种方式活着，也算是留一点念想，只是身后事尽量圆满些，我不想有遗憾……"

当鹏鹏的十二位长辈全部达成统一意见后，12月12日，在西安交通大学第一附属医院手术室前，全家人和鹏鹏做了最后的道别，在场之人无一不动容流泪。手术室里，所有医护人员向鹏鹏鞠躬默哀表达敬意，肃穆庄严，用沉默代替语言无法表达的痛心。最终，鹏鹏捐献的器官全部成功用于移植。

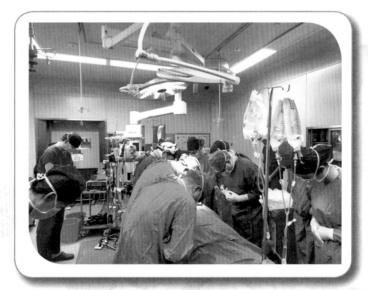

医护人员鞠躬默哀表达敬意

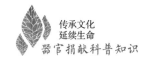
在陕西省红十字会、榆林市红十字会的大力支持下，经多方沟通协调，按照家属的意愿，将鹏鹏的骨灰安置在离家最近的榆林市殡仪馆，以便家人缅怀纪念。"鹏鹏安置好了，我也就放心了，谢谢你们。"鹏鹏妈妈说。

鹏鹏离世后的第 30 天，我与榆林市红十字会工作人员去鹏鹏家慰问，代表榆林市红十字会与西安交通大学第一附属医院表达对捐献者与家属的感谢。跟随妈妈走进鹏鹏的卧室，看到挂了满满一整墙的奖状——三好学生、学习标兵、进步之星……还有各种奖牌，鹏鹏妈妈向我们讲述了每一个荣誉背后的故事，我感觉鹏鹏好像依然在身边一样……

鹏鹏，谢谢你！小小的年龄，却心怀大爱，你将生命接力传递给他人，你是好样的！

（来源：西安交通大学第一附属医院器官捐献中心）

# 老退伍军人 的 初心

重阳节那天，我来到杨老先生的家里，老人家看到我很是激动，不停地说感谢国家的政策，感谢红十字会的关心。"作为一名老党员、老退伍军人，我一定会在自己力所能及的情况下，多多宣传器官捐献政策，让更多的人参与进来！"老人家诉说着。

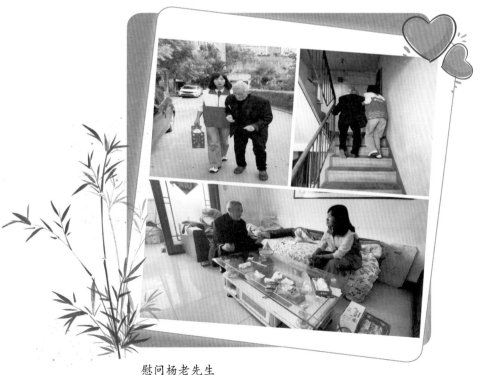

慰问杨老先生

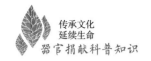

　　这是我第二次来杨老先生家里了，上次来还是一个月之前来找老人签字，现在仍然清晰地记得当时的情形。

　　一个月前，杨老先生唯一的儿子因意外跌倒，被路人紧急送医，当老先生赶到的时候，儿子已达脑死亡状态。我小心翼翼地向面前这个白发老人介绍器官捐献政策，生怕说错一句话刺激到他。老人经过认真思考后，一边流着眼泪一边说："我是老党员、老退伍军人，更应该以身作则，响应国家号召。既然儿子已经没有希望了，那就将他的器官捐赠给国家，去救更多的人……"

　　最终，老人的儿子成功捐献了肾脏、心脏、肺脏，挽救了4名终末期器官衰竭患者的生命。

　　我在与杨老先生的沟通中了解到，杨老先生是一位老兵，儿子早年离婚，没有稳定的工作，孙子还未成年，家中还有一位多年卧床的老伴需要照顾，长期以来孙子

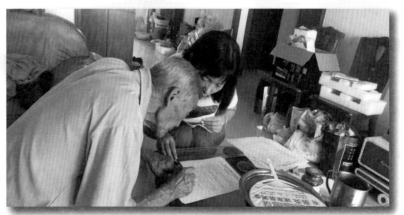

杨老先生签署登记表

和老伴都由杨老先生独自照顾。这个家里的不幸与老人的坚强，让我对面前这个白发老人产生了由衷的敬佩。

离开杨老先生家，我的泪水不受控制地掉下来。

世上最令人痛苦的离别莫过于白发人送黑发人，看到这个白发老人，虽历经磨难，但仍然能够坚守初心、勇敢面对生活，令我动容与尊敬。

也正是有了所有像杨老先生这样充满大爱的人，才让那些濒临绝望的家庭重新看到希望。在此，向捐献者及家属的无私大爱致以崇高的敬意！

（来源：西安交通大学第一附属医院器官捐献中心）

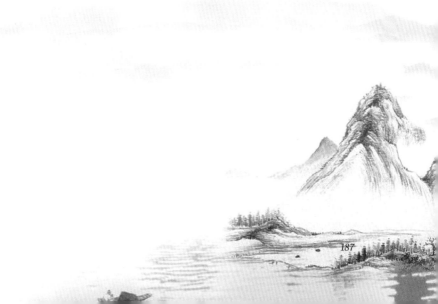

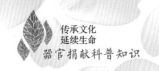

# 婚礼次日突发疾病离世，捐献器官救 3 人

　　"她的器官捐献给了有需要的陌生人，让别人的生命得以延续，造福社会。我虽然很伤心，但也很欣慰，或许某一天，在某个城市的人群中可以看到她的影子。"陕西省富平县器官捐献者张女士的爱人，在张女士实现器官捐献后给红十字志愿者协调员发来的信息中说道。

　　张女士生前阳光乐观、极富爱心，是一位不拘小节又十分爱美的姑娘。她一直憧憬和向往美好的婚后生活，却在刚刚举办完婚礼的第二天突发脑出血并脑疝。经当地医院全力抢救，依然无力回天，张女士被宣告脑死亡。张女士的家人接到这突如其来的噩耗，转瞬间从婚礼的欢天喜地一下跌至阴阳两隔的黑暗深渊，张女士的家人都因此悲痛欲绝，泣不成声。然而，在承受如此巨大悲痛的情况下，张女士的家人做出了一个感人的决定——捐献张女士的可用器官，救治器官衰竭患者。张女士的兄弟姐妹告诉西安交通大学第一附属医院红十字会志愿者协调员："以前无意间也听她说过，如果

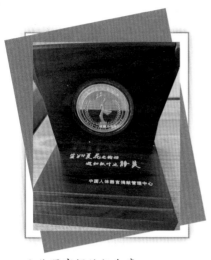

人体器官捐献纪念章

哪天她发生了意外，她愿意捐献器官去救人。"看着张女士的爱人及亲属一边流着眼泪，一边颤抖着双手，在《人体器官捐献亲属确认登记表》上签字表示一致同意，在场的工作人员和医护人员也被他们的大爱选择所触动，不由地流下感动的泪水。

张女士在红十字会两名协调员的共同见证下，由西安交通大学第一附属医院人体器官捐献获取组织进行了肝脏、肾脏捐献手术。最终张女士成功挽救了3名器官衰竭患者的生命，给这3个家庭带去了生的希望。

正如陕西省红十字会为捐献者家属颁发的人体器官捐献纪念章上所写的"生如夏花之绚烂，逝如秋叶之静美"的诗句一样，张女士用她短暂而平凡的人生，诠释了不平凡的生命意义。

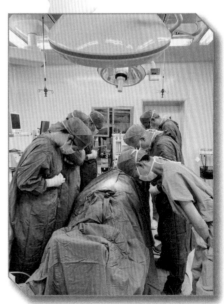

医护人员鞠躬默哀表达敬意

（来源：西安交通大学第一附属医院器官捐献中心）

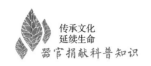
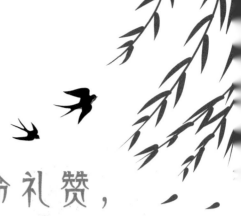

# 清明追思为生命礼赞，
# 感恩捐献致无私大爱

"年年陌上生春草，岁岁清明思故人。"每年清明时节，春日盎然，是最适合踏青的日子，也是人们祭奠亲人的日子。

作为西安交通大学第一附属医院一名从事器官捐献工作的人员，这个特殊的日子让我不禁想到有这么一群人，因他们的无私大爱，为他人燃起重生的希望，也让自己的人生光辉谢幕——他们是器官捐献者。

2022年3月15日，我来到榆林开展捐献工作整整1个月，接到榆林市第一医院消息，有一名患者处于昏迷状态、无自主呼吸，已达临床脑死亡状态，经过严格评估后，患者器官功能良好。出于工作本能，我试着接触患者家属。

"孩子爸是家里的顶梁柱，他不在就和天塌下来一样，孩子还小，总问爸爸去哪儿了，我也不知道怎么回答。"听到家属这样说，我一时不知如何开口。但是，想到我的背后还有一群器官衰竭患者在焦急等待着重生的希望，我还是鼓起勇气向患者家属讲述了公民逝世后器官捐献的相关政策法规。令我意外的是，患者家属对于捐献的理解与支持深深地感动了我。"如果能够挽救更多的人，我们同意通过这种方式让他人的生命得以延续，给需要的人带来继续生活的希望。"患者家属含泪表示，"哪一天我想他了，至少知道他仍然以另外一种方式活在这个世上，对我也是一种安慰。等孩子长大了，我会告诉孩子，爸爸是伟大的。"这是患者妻子最真实的想法。

当患者的4位家属共同签署《器官捐献志愿书》并按下手印之后，看着那微微颤抖的手指，听着那一声声的叹息，在场的所有人都深深感受到了这个家庭失去至亲的悲痛。

最终，这位捐献者挽救了3名器官衰竭的患者，使2名在黑暗中挣扎的患者重新看到了春日的风景。

这是我到榆林工作开展的第一例捐献，每一例成功的捐献背后是1例患者的死亡和3~5例患者的重生。我们被称为"生命的摆渡人"，我觉得我们就像是站在阳光下，面朝阳光是希望，背对阳光是黑暗，但阳光之下是温暖，也是大爱。

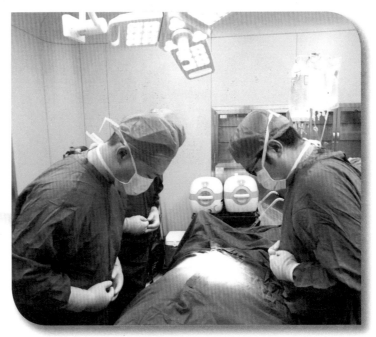

医护人员鞠躬默哀表达敬意

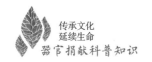

清明节来临之际，为纪念器官捐献者无私的大爱精神，表达对器官捐献者家庭的关心和敬爱，进一步弘扬"人道、博爱、奉献"的红十字会精神，2022年4月2日，榆林市红十字会和西安交通大学第一附属医院的工作人员为器官捐献者家属送去了慰问与关怀，并及时了解捐献者家属情况，为家属解决生活上的困难。

"感谢你们一家人的无私奉献，你们的义举不仅仅实现了生命的延续，也在社会中传递了无边的大爱。"榆林市红十字会"三献"工作负责人对捐献者家属说。

近年来，由于捐献器官数量有限，器官紧缺已经严重限制了我国临

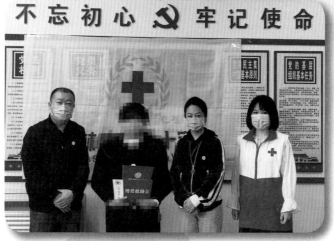

慰问捐献者家属

床器官移植治疗的发展。我国每年约有150万患者需要器官移植，而每年器官移植手术仅有1万例左右。

心之所向，行之所往。希望更多的人加入自愿捐献队伍中来，让生命得以延续、精神得以传承，让更多的人能够从器官捐献中受益。

（来源：西安交通大学第一附属医院器官捐献中心）

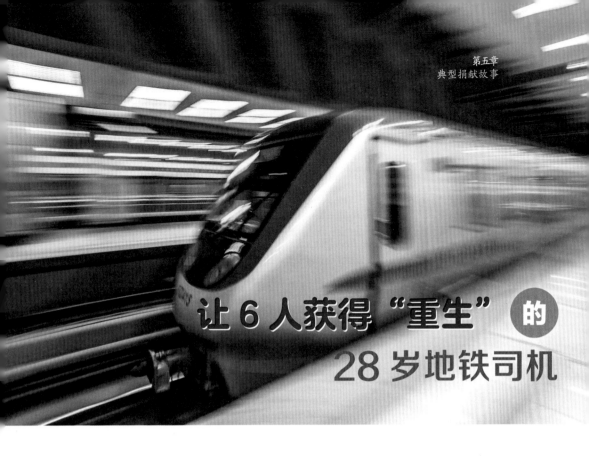

# 让 6 人获得 "重生" 的 28 岁地铁司机

　　2016 年，经过专业培训和严格考核，我成为一名人体器官捐献协调员。7 年来，我曾有幸见证了许多例感人的器官捐献，其中有一例让我印象深刻：家人为了延续孩子的生命，拯救更多的生命，选择将他的器官捐献给需要的人。这是一个充满爱和勇气的故事，让我深感敬佩。

　　28 岁的阳光男孩是一名地铁司机，工作稳定、生活幸福，正值人生最美好的年纪。每日黎明破晓时，他身穿蓝色制服，黑暗里的灯光映着他灿烂的笑容，他等待着清晨第一班地铁发出。他始终保持着一丝不苟的态度，将往来的乘客安全送达。

　　你永远不知道明天和意外哪个会先来。对他来说，意外或许来得有些早。有一天下班回家途中，骑着电动车的他发生了交通

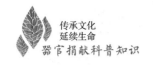
事故，头部严重受伤。这突如其来的灾难，如同晴天霹雳一般打破了一家人幸福平静的生活。

"我们不放弃他，我相信他，一定能挺过来，他那么善良、懂事，老天肯定会给我们奇迹的……"眼泪如泉涌一般模糊了他父母的双眼，在接到医院电话后他父母悲痛欲绝。

他在医院接受了长达 4 个小时的手术，术后被送往重症监护室。所有医护人员都极尽所能维持男孩的生命，希望奇迹能够发生，可是，1 天、2 天、3 天……17 天过去了，男孩还是没有醒来，最终被医生诊断为脑死亡。

男孩的父母主动找到我，讲述了这个阳光男孩的故事："这是我们唯一的儿子，从小就乖巧、听话，长大后也没让我们操什么心，热爱生活，不抽烟、不喝酒，下班回家都是自己做饭吃……他爱笑，走哪都欢声笑语……""这 17 天，对我们夫妻两个人来说太痛苦了，我们无法接受他离开我们。要是儿子的生命无法挽救了，就用他能用的器官来救其他人吧。希望不要有更多的父母像我们这样难过，也算是为我们留下一个念想吧。"男孩的父母主动提出器官捐献，含泪签下了《人体器官捐献志愿书》。

这一刻，让我深感人性的美好和无私，这种无私的爱让他们在悲痛中找到了力量，证明了生命的价值和意义。

最终，男孩成功捐献了肝脏、双肾、心脏、角膜，挽救了 4 名器官衰竭患者，使 2 名患者重见光明。这是他最后一次安全"送达"6 名"乘客"开启新生。

正是有了无数个像男孩和他的父母这样充满无私大爱的人，用他们生命的最后一点微光，点亮他人的生命之光，才让一个又一个的生命重新焕发光彩，让一个又一个家庭充满希望。

向他们致敬！

世界上最痛苦的事情，莫过于和至亲至爱阴阳两隔；世界上最幸运的事情，也无外乎看到亲人与死神擦肩而过，重获新生。为了帮助器官衰竭患者延续生命，多少个不眠之夜，医院一个电话，我们随叫随到，疲劳和压力已经成为工作常态。但只要看到有人重获新生，再苦再累我们也心满意足，这就是我们这个职业存在的价值。

如果有一天你们的亲人或朋友，因为另一个人的捐赠重获新生，请不要忘记有一个家庭，在他们最艰难的时候，做出过艰难而伟大的抉择。

（来源：西安交通大学第一附属医院器官捐献中心）

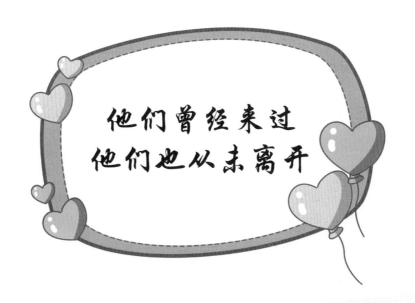

他们曾经来过
他们也从未离开

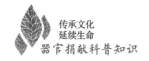
# 器官捐献，
## 一份超越生命长度的赠予

　　生命对每个人来说都只有一次，有这样一群人在去世后选择以器官捐献的方式将生命延续，用平凡生命最后的光芒照亮人间，凝聚无私大爱。人体器官捐献是挽救患者生命、传递人间大爱、服务医学发展、促进社会文明的高尚事业。近年来器官捐献渐渐从小众走向大众，捐献事业由一群人关注到成为一种社会风尚，越来越多的爱心人士自愿登记成为捐献志愿者。

　　凌晨的夜晚总是那么的寂静，突然一个电话惊醒了沉睡的我："您好！您是器官捐献协调员吗？""嗯，是的，您是哪位？""我是小刘，我的父亲现在在医院，高血压脑出血，现在病情恶化，已经无力挽回，我们想用另一种方式去延续他的生命。"说完后，电话那头传来了哽咽的声音……

　　来到医院见到小刘和他年迈的母亲时，母子俩一直沉默不语，当面对家属的那一刻，我能深刻地感受到家属的不舍与痛苦。小刘对我说："姐，我的父亲是一名退伍军人，母亲是农民。父亲生前一直都是我的榜样，在村子里是出了名的好人，哪里有困难，哪里就有父亲的身影。农村人辛苦了一辈子省吃俭用，去年带父母去北京旅游的时候，父亲在路上就对我说了，如果有一天我不在了，把我的器官捐献给需要帮助的人。"此时的小刘又一次哽咽了，默默地抹着眼泪，而此时的我，是一名协调员，也是一个邻家大姐姐，更是一位倾听者。四周突然陷入一片寂静，安静得可怕。阿姨也同意老伴生前的决定，忍住内心的伤痛对我说："那就捐吧，完成我老伴的最后愿望，让他的生命换一种方式延续下去，去帮助更多的家庭。"

最终经过西安交通大学第一附属医院脑损伤判定团队的严格判定，确认刘先生处于脑死亡状态。小刘和他的母亲签署了《人体器官捐献亲属确认登记表》。在商洛市红十字会器官捐献协调员的见证下，刘先生捐献了肝脏、两个肾脏和角膜，帮助他人重获新生和重见光明。这就是人间大爱，朴实无华但诚挚可贵，向他们鞠躬致敬！

在捐献器官的意义和价值中，我们看到了人类的善良和温暖，看到了人与人之间的互助和关怀，也看到了生命的尊严和价值。

> 捐献器官是一种高尚的行为，不仅能够延续生命，也能够传递爱与希望。

> 捐献器官可以挽救他人生命，为接受器官移植者带来新的希望。

> 捐献器官可以让一个家庭重新振作起来，重获生活的能力和信心。

> 捐献器官可以减轻医疗资源的压力，为更多需要手术治疗的人提供机会。

> 捐献器官是一种社会责任和行为，展现了人类爱和关怀的高度。

因此，让我们携手共同推动器官捐献事业的发展，为更多需要帮助的人带来新的希望和生命的延续。

（来源：西安交通大学第一附属医院器官捐献中心）

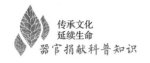

器官捐献，绽放生命之花

——世界以爱吻我，我必报之以礼

  2023 年 7 月 19 日清晨，万籁俱寂，黑夜正欲隐去，破晓的晨光慢慢唤醒沉睡的生灵。此时，西安交通大学第一附属医院手术室里器官捐献获取团队正在紧张地准备，即将实施一台器官获取手术，这名捐献者的器官和组织将使他人获得新生，而特殊的地方在于，他也曾是幸运者中的一员。

  22 年前，27 岁的左先生被诊断为终末期慢性肾衰竭，在这个成家立业的年纪饱受定期血液透析的折磨，这给左先生的身体与精神均带来极大的负担。也许是天无绝人之路，命运眷顾这个青年，他幸运地等到了合适的供肾。2000 年 6 月 30 日，在西安交通大学第一附属医院手术室里，左先生接受了肾移植手术，手术过程顺利，

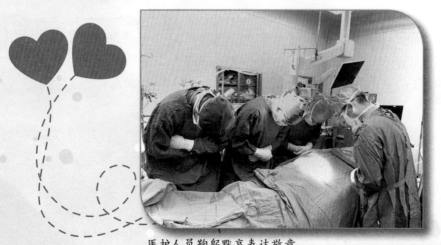

医护人员鞠躬默哀表达敬意

左先生重新开始新的生活。

左先生和他的家人深深感受到了器官捐献对一个饱受疾病困扰的人和家庭的重要性。他一直怀着感恩之心努力工作回馈社会，并遵照医嘱，仔细呵护这来之不易的肾脏。在妻子的眼中，他是一个热爱生活的丈夫；在孩子的眼中，他是一个负责任的父亲；在医生的眼里，他是一个"听话"的患者。

然而造化弄人，2022 年 7 月 17 日，年近半百的左先生突发脑出血，在西安交通大学第一附属医院经历了两天的积极抢救，但最终因病情严重，医生再也无法将左先生从"死神"的手中夺回来。左先生的妻子看着眼前的脑死亡诊断结果，一时竟不知所措。但想到丈夫生前的遗愿，

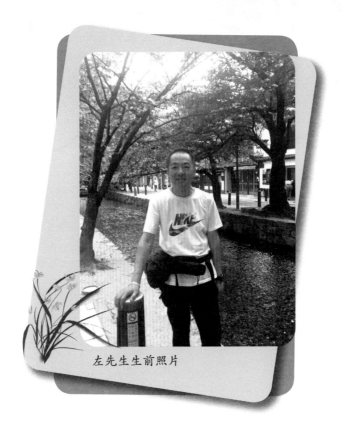

左先生生前照片

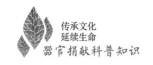

妻子决定将丈夫收到的这一份大爱继续传递下去。7月19日，左先生的家人含泪签署了器官捐献志愿书，愿意将左先生能用的器官捐献出来挽救更多人的生命。"我们一家人能够感受到器官衰竭给整个家庭带来的痛苦与无奈，希望我们的这一选择能够挽救其他人的生命。"左先生的妻子如是说。

经过西安交通大学第一附属医院OPO团队的严格评估，最终左先生的家人将其肝脏和角膜捐献出来，为3个家庭带去了光明和希望。

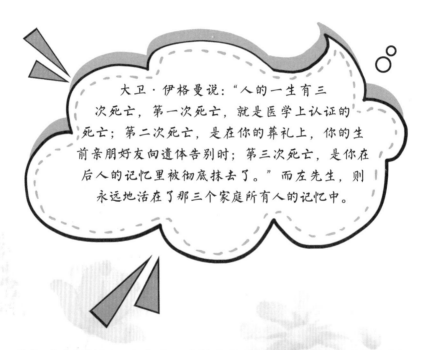

大卫·伊格曼说："人的一生有三次死亡，第一次死亡，就是医学上认证的死亡；第二次死亡，是在你的葬礼上，你的生前亲朋好友向遗体告别时；第三次死亡，是你在后人的记忆里被彻底抹去了。"而左先生，则永远地活在了那三个家庭所有人的记忆中。

我们感动和敬佩于左先生一家的心存感恩和无私奉献，这些悲悯、可爱、平凡而伟大的人，如一盏盏亮在黑夜的明灯，使迷失方向的航船找到温暖的港湾，如凝结着人间真情的泪，流淌在人们心间。

（来源：西安交通大学第一附属医院器官捐献中心）

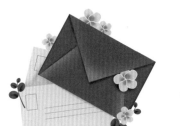

# 一封特殊的来信

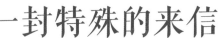

近期，因为疫情的原因，外出总是不太方便，日常捐献联络工作也因为疫情原因受到一定影响。正当我郁闷之际，无意间翻看手机，看到了一条特殊的微信消息，是捐献者家属邢先生发来的一封特殊来信。

> 娟娟：
>
> 此时此刻距离她出事已经整整三十天，时空穿梭，谁曾想这个让她梦寐以求的求学之地却戏剧般地成了她最后的归宿。是宿命，还是轮回，我无从得知。但我依旧不愿相信她已不在的事实，这突如其来的变故犹如晴天霹雳让我瞬间崩塌。我脑子空白，愣是分不清天上人间。那些天，我恍恍惚惚度日如年，每分每秒神经都紧张得像要崩断。我寸步不离地守着重症监护室的门口，生怕错过每一次生机。只要听到医生的传唤我都心中窃喜，可立刻又被拖入无底的深渊。我一次次充满期待，一次次绝望，我的精神前所未有的高度集中而麻木，我真的真的好想去把她换回，她实在太年轻了！我多么地期待她能留下来陪伴可爱的女儿。然而，她却静静地走了，留下我一个人束手无策，独自流泪。
>
> 我歇斯底里地祈求医生以万分的努力对待每一个机会。我

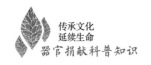
三天三夜几乎没有离开那个门口，不吃不喝，我始终坚信她绝不会"抛弃"我们。我六神无主地试图打遍所有的电话寻求帮助，每一句问候都让我禁不住失声。不管我怎么努力、如何祈祷，她在坚持了五天之后还是走了，永远离开了。我接受不了这残酷的现实，更恨老天爷的不公。自从走进手术室她竟然没能留下一个字，叫我和女儿情何以堪！我再也无法抑制内心的悲愤、遗憾和无奈，泪水瞬间迸发。常言道："男儿有泪不轻弹，只是未到伤心处。"她最后以无言来告别这个世界，又似乎在提醒着什么……病魔面前，生命竟如此脆弱和卑微，让人惊慌失措，我久久不能释怀，陷入无尽的忧思……

三十年前，那个怀揣着白衣天使梦的腼腆少女走进她梦寐以求的校园，校园里的一草一木都有她美好的回忆，这是她追求人生理想的第一站。在这里，她踏实好学、与人为善、团结同学，她渴望有朝一日去解决病痛，为他人健康贡献微薄力量。时光飞逝，转眼之间她已毕业了。可当这个善良的农村女孩回到了家乡以为可以如愿成为一名医生时，命运却又跟她开了一个大大的玩笑，她最终无缘心中神圣的医学事业，阴差阳错地成了一名"交通铁兵"。

在入职交通行业的二十七个年头里，她埋头苦干、业绩突出，多次被评为"先进个人"。她踏实工作、兢兢业业，从不与人争长论短；她任劳任怨，有苦肚里咽、有难咬牙挺；她为人谦和善良，从不与人结怨；她从不计较个人得失，对待不公总是付之一笑；她勤俭节约、以身作则，让人心疼；她不忘初心、刚正不阿，总是以一种最朴实无华的方式来践行着自己的使命。她瘦小的身躯却异常地坚强不屈。用无悔的青春担负起防控的责任，她把那股子干劲延续到了生命的最后一刻。

娟娟，感谢你的帮助，让她能够以另一种方式实现曾经的心愿，去救助他人。直抒胸臆本来真诚即可，我不否认我舍不得，但这是她一直以来的心愿，我不想她留有遗憾。我深知自己需要很久才能忘怀或者永远不会忘怀。以后的日子慢慢熬吧！

还有一件事我想告诉你，她生前很长一段时间省吃俭用，舍不得换一条项链，这次我跟孩子给她买了项链和耳环，放在了她身边。其实，做这些事情不足以平慰我的心情，但多多少少是一种安慰吧。我会尽力抚养孩子，让她也成为优秀的继承者。

再多的身外之物也难以弥补亲情、爱情的缺失，我无能为力，唯有垂泪祈祷。愿她在天堂没有烦恼和痛苦！

再次感谢你的倾力相助！

二○二二年十一月九日

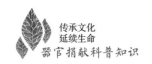
　　看完这封信，我的心情久久不能平复，不知不觉中，泪水已经在我眼眶里打转了，眼前似乎出现了一幕画面：她脱下防护服，发现全身衣服已被汗水湿透，双手也因为长时间戴手套稍有肿胀，脸上全是戴护目镜、口罩、帽子留下的深深的压痕，转身看到疼爱她的丈夫正微笑看着她，准备接她回家，乖巧的女儿端来一杯热茶，一家人其乐融融。

　　还记得在医院的谈话间里，黄昏的阳光透过玻璃照在邢先生的身上，他向我诉说着他的妻子曾经怀揣白衣天使的梦想去往咸阳第一医院附属卫生学校，可命运无常，她与梦想的职业擦肩而过，阴差阳错入职交通行业。如今，已过去 30 多年，妻子始终坚守在自己的工作岗位，踏踏实实。疫情来临，妻子第一时间投入抗疫一线工作，连续工作了 20 余日，回家后因突发脑出血永远离开了我们。希望在她生命的最后时刻，实现她救死扶伤的梦想和使命。腼腆内向的女儿在一旁静静地听着，似乎在脑海里回想和妈妈朝夕相处的点点滴滴。

　　父女俩将所有的爱和不舍化作勇气和信念，让她安静地去完成她的使命。最终，她成功捐献肝脏、双肾和角膜，挽救了 3 名终末期器官衰竭患者和 2 名眼疾患者。她仍然以另外一种方式活在我们心中。

（来源：西安交通大学第一附属医院器官捐献中心）